献给中小学生的

极简人类战"疫"史

Ji Jian Ren Lei Zhan Yi Shi

为什么病疫一直追随着人类前进的步伐

曲杨/编著

U0353377

西安出版社

当一个传染性疾病影响到一个广大的地理区域，就称为大流行，中文惯称瘟疫。

从古至今，人类遭遇了无数的瘟疫，人类的发展史就是伴随着各种各样的瘟疫层出不穷的历史，其中有些瘟疫，如鼠疫、天花、流感、霍乱等，危害力巨大，人类在这些传染病发生之初经常表现出慌乱与脆弱。大大小小的瘟疫影响了整个人类的变迁、民族的兴衰、战争的胜败、社会的枯荣、文化的起落、宗教的盛灭，乃至政体的变革、产业的转型和科技的进展。

回首人类文明数千年的历史，与瘟疫的斗争从未停歇：欧洲黑死病——肆虐三百年死亡近两亿；天花——史上最大的种族杀手，几乎灭绝印第安人；霍乱——给19世纪造成了无法估量的损失；2002年"非典"给中华民族留下了不可磨灭的伤痛；2019年新型冠状病毒肺炎来势汹汹……如此种种，一直是对人类文明生存与发展的巨大威胁。瘟疫始终伴随着人类，人类永远

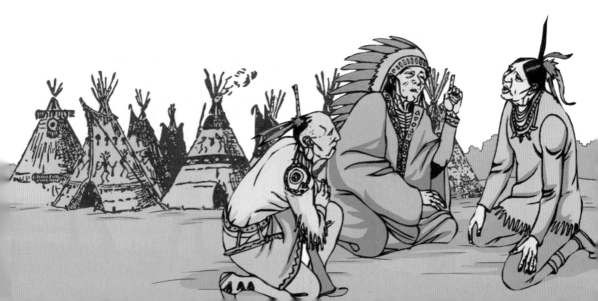

要与之抗争。

　　人类对抗瘟疫，是这个星球上最惨烈的"战争"。在这些战争中，人类早年由于医学水平和卫生防疫意识的落后，付出了极为沉重的代价，但是这并不意味着人类就从此缴械投降了。虽然伤亡惨重，但人类却从未停止抵抗的脚步。人类的防疫意识逐渐觉醒，特别是医学以更加努力的姿态一往无前。

　　翻开人类的历史，我们也许会发现，人类不但在医学科技上不断抵抗和反击瘟疫，一些看不见的历史规律也在悄悄地发生着作用。在疫情战争过后，在一片废墟和狼藉之上，人类社会顽强地实现着重建，并且迈向更加光明的远方。

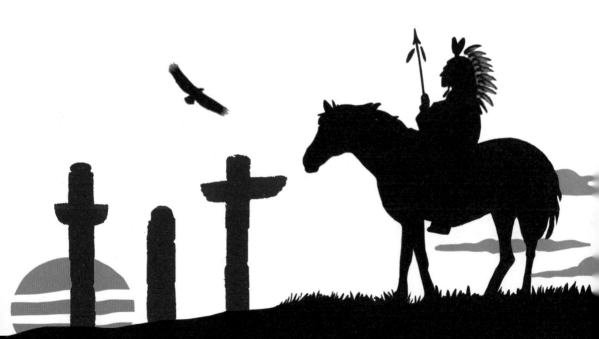

目 录
CONTENTS

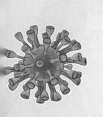

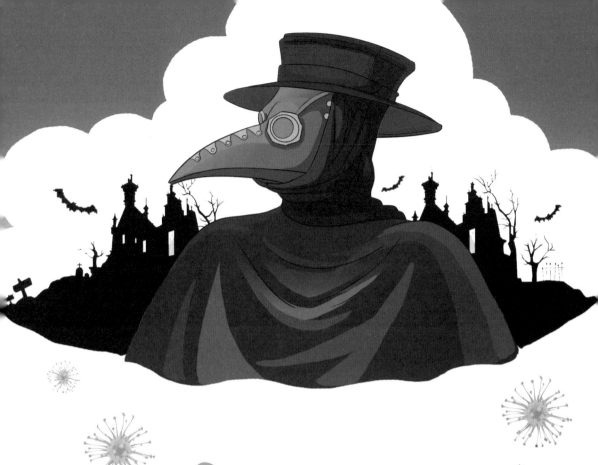

一 黑色风暴——鼠疫

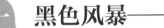

老鼠并不可怕，可怕的是它身上携带的鼠疫杆菌，这种病毒一旦扩张，传染给人，就会变成危害人类的鼠疫。鼠疫在现代社会已经非常罕见，但是不太可能完全消失，因为它仍然会在鼠类中传播，一有机会还会传播给人类。

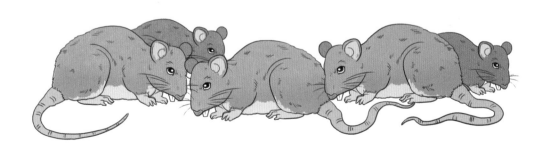

三次鼠疫大流行

人类历史上曾多次流行鼠疫，但其中最可怕的世界性的流行主要有三次。

1 查士丁尼瘟疫

查士丁尼瘟疫是指公元541年到542年在地中海暴发的第一次大规模鼠疫。

堪称传奇人物的查士丁尼皇帝，出生于公元482年的东罗马帝国色雷斯行省。查士丁尼虽然来自农民家庭，却风云际会在公元527年成为东罗马帝国的君主。在经历即位初期的短暂混乱后，查士丁尼开始掌控局势，用二十多年的征战收回祖传失地，整个地中海似乎重新成为帝国内湖。

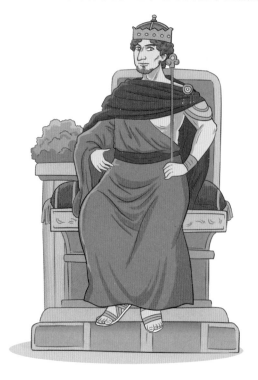

然而，命运似乎是有意要与查士丁尼作梗，公元541年，东罗马帝国南部边陲的埃及或者阿比西尼亚开始有瘟疫流行，随即由船只传播到地中海各地。

由于时代久远，我们只能从少量历史记载中去找寻蛛丝马迹，以窥探当时的凄惨场面。当时，有一个官员名叫普罗柯比，他长期追随名将贝利撒留，并亲历了那些发生在北非、西西里和意大利的战事。在他完成的《战记》当中，就有对君士坦丁堡疫情的描写。

查士丁尼一世（约482年—565年），东罗马帝国皇帝（527年—565年），史称查士丁尼大帝。他通过任命特里波尼安等人编纂法典和发布新敕令，形成了欧洲第一部系统完备的法典——《国法大全》，是罗马法的集大成之作，其对后世有深远影响。

根据普罗柯比的记录，这场瘟疫全面暴发于公元542年春季，并整整肆虐了长达四个月的时间。起初的死者只比平常多些，并没有引起人们的重视。但随着病死人数的迅速增加，很快就发展到每天有五千人到七千人，甚至上万人不幸死去。

这场瘟疫造成的死亡人数很快突破了23万人，已经找不到足够的埋葬地，尸体不得不被堆在街上，整个城市散发着尸臭味。查士丁尼下令修建更多巨大的能够埋葬上万具尸体的大墓，并以重金招募工人来挖坑掩埋死者，

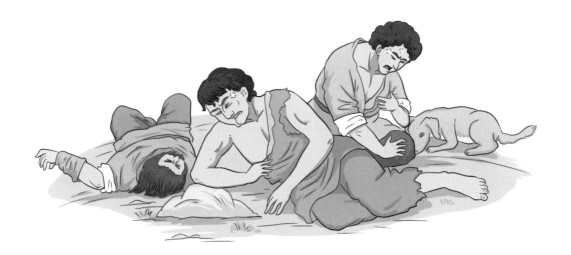

以阻断瘟疫的进一步扩散。于是，大量的尸体不论男女、贵贱和长幼，全部埋葬在一起。

那么，此次瘟疫到底对查士丁尼的帝国中兴梦有多大影响呢？瘟疫造成了东罗马帝国乃至整个地中海世界人口的大量减少，东罗马帝国至少有三分之一的人口死亡，出现了严重的农业劳动力短缺现象，军队出现了兵源严重短缺。据统计，公元7世纪初，地中海占世界人口总量的比重仅相当于公元6世纪初的60%。

瘟疫的横行导致整个帝国出现饥荒和通货膨胀。人口大量减少和耕畜的大量死亡导致了在粮食收获的季节无人收割，从而出现了饥荒。所有的手工业工匠都停止了工作，放弃了交易，整个城市陷于瘫痪状态，所以通货膨胀现象非常严重。

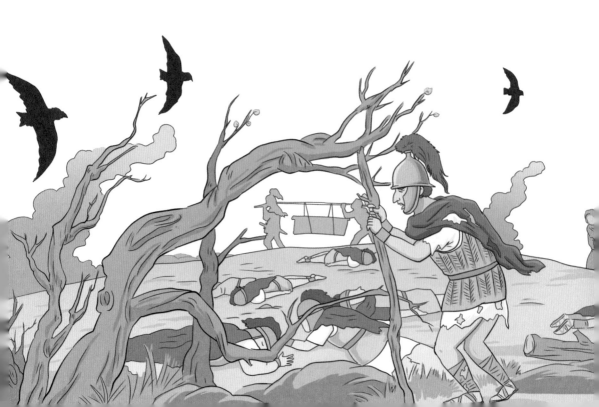

最后，瘟疫对帝国军队造成了破坏性影响。鼠疫暴发前，查士丁尼堡有大约65万人（包括辅助兵员）的庞大军队。由于人口锐减，在查士丁尼去世时，东部边境的军队已不足15万人（包括辅助兵员）。先前的帝国军队出征，人数通常保持在2.5万~3万人之间。但到了公元7世纪初，已经很难派出一支超过万人的部队。

因为军费的减少，不仅军队的规模无法维持，士兵的待遇也不可避免地出现降低。结果便是战斗力也大不如前，使得帝国的防御力量一落千丈。

这些不留情面的残酷打击，让查士丁尼的梦想完全破灭。他还来不及回味罗马的昔日荣耀，帝国的战略形势已急转直下。

2 "黑死病"肆虐欧洲

14世纪中叶，一场灾难性的淋巴腺鼠疫席卷欧洲，使欧洲遭受到空前绝后的残酷蹂躏。从1347年到1353年的六年间，淋巴腺鼠疫导致2500多万欧洲人丧生，占当时欧洲人口的近三分之一，欧洲变成了人间地狱。这场瘟疫就是永远刻在欧洲人心目中的黑死病。

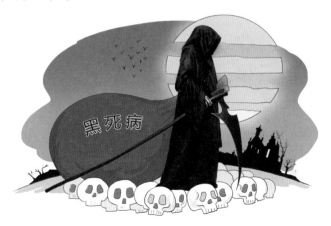

黑死病最早进入欧洲有一个恐怖的传说：有人在海上发现了"鬼船"。那是一支由12艘船组成的船队，后来人们才查知是热那亚商人的船只。那些船被拉上了墨西拿的港口，随后，一副恐怖的景象出现在人们眼中。

满船的尸体上都布满恐怖的黑斑，腐烂的地方正流着腥臭的脓血。被吓得脸色发白的人们组织人手，迅速地将这些"鬼船"烧毁，然后用大量的石灰填埋烧剩的余烬，可是灾难还是发生了。

很快，从"鬼船"上流出的传染病就在墨西拿蔓延，被传染的人皮肤出血，长出恶疮，发烧呕吐，接着就是死亡。尸体就像那鬼船上的一样，布满了恐怖的黑斑。更可怕的是，他们生前接触过的人，很快就会出现同样的情况。

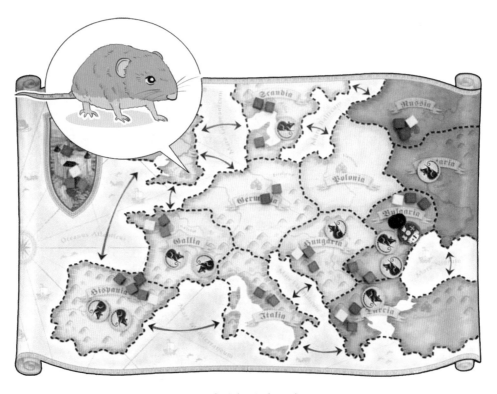

黑死病传播路线示意图

不到一个星期，这种可怕的传染病就笼罩了整个西西里地区，幸存的人纷纷向外逃命。但很快欧洲又成了一个新的地狱，每天都有无数的人死去，那些繁华的城市仿佛都成了鬼城，意大利人薄伽丘的《十日谈》里这样记载：无主的奶牛在街上闲逛，当地的居民却无影无踪。

在后世的调查中发现，这实际上是鼠疫。肆虐欧洲近百年的黑死病，原来是因为一场鞑靼人的战争。鞑靼人在进攻热那亚的领地法卡时，遭到了顽强的抵抗，久攻不下之际，军队又暴发了瘟疫，很多士兵死去，鞑靼人就把这些患病的尸体抛入城里。致使城里瘟疫流行，大批的居民和士兵都因染上瘟疫而死去。

鞑靼人退兵后，极少数的幸存者登船逃回地中海，但因为染上了瘟疫全部死在了路上，于是就出现了"鬼船"的事情。黑死病带着"死亡的诅咒"横行整个欧洲，无论是贵族还是平民，没有人能逃过这死亡的魔爪。在大街上，很多人走着走着就跌倒在地，走近时才发现人已死去。

如此可怕的灾难降临，欧洲的很多贵族和平民纷纷逃出城镇，但依然有一个特殊群体"逆行"走入疫区，尽管他们可能会面临束手无策的境地。这个群体就是戴着鸟嘴面具的医生。

1619年，法国医生查尔斯发明了著名的鸟嘴面罩。这些面具鼻子上处形似鸟喙，鸟嘴空间里面会塞满龙涎香、薄荷叶、鹳草甚至鸦片，医生们试图用这些香气来掩盖"瘴气"，眼睛上有镜片。因为佩戴鸟嘴面具，医生也被称为"鸟嘴医生"。医生还会配备长棍，减少直接接触病人。

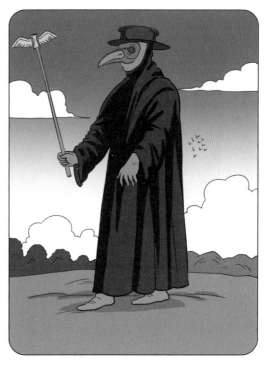

鸟嘴医生

每当清晨或者夜幕降临时，穿着厚重黑袍、戴着面具、手持棍子的医生就会出现在街道口和村子里，挨家挨户检查死伤情况。

❸ 中国也深受其害

　　1894年鼠疫在中国广东暴发，并传至香港，经过航海交通，最终散布到所有有人居住的大陆，导致中国约300万人死亡，印度约900万人死亡。此次全球大流行持续到1959年。此次流行传播速度之快，波及地区之广，远远超过前两次大流行。

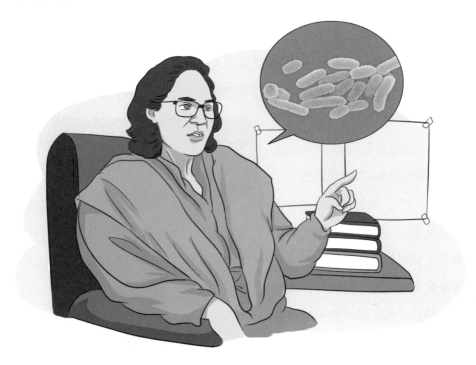

　　这次流行的特点是疫区多分布在沿海城市及其附近人口稠密的居民区，家养动物中也有流行。另一个特点是疾病控制比前两次迅速、彻底，其原因在于当时发现了鼠疫的病原体——鼠疫杆菌，初步弄清了鼠疫的传染源和传

播途径，加强了国际检疫措施，使人类与鼠疫的斗争进入了科学阶段。

在第三次大流行期间，除世界港埠鼠疫之外，在苏联、中国、印度、中东、非洲和美洲一些鼠疫自然疫源地内的地方性野鼠鼠疫和人间鼠疫病例也常有散发和流行。直到20世纪后半叶，在亚洲、非洲、美洲的二十多个国家仍有鼠疫病例发生，其中以越南、缅甸流行最严重，几乎每年都有数百名乃至数千名鼠疫病例。

 小·拓展

世界第三次鼠疫大流行一直持续到20世纪50年代末才算结束，最大的影响就是找到了鼠疫的真正病因——鼠疫杆菌。

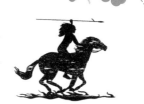

荒谬的黑死病疗法

在中世纪，医生们并不知道他们面对的究竟是什么可怕的疾病，无法给出正确的治疗方案。人们只好想出各种方法企图治愈或缓解瘟疫带来的令人恐惧的症状，盲目采用一切可以想到的手段来对抗这场灾难。

由于不了解细菌或疾病的传播方式，一些人只能根据古希腊人的"体液说"寻找病因。根据"体液"原理，人生病是因为"体液"过多黏滞，放血可以使"体液"恢复平衡。瘟疫时期，恶浊的空气使心脏加速运转，产生出大量血液，心脏无法负荷。放血能释放血管中蕴藏的生命力。

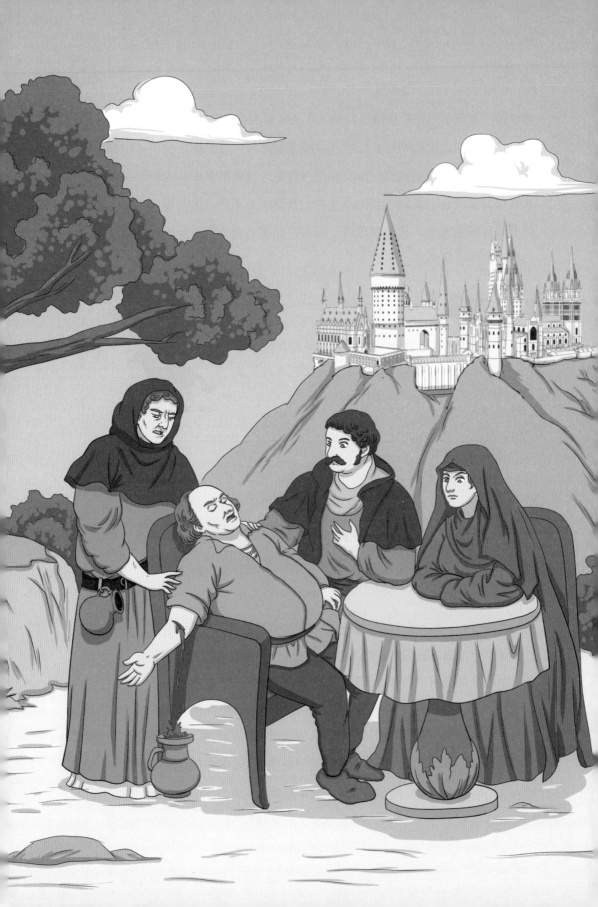

一位病人在患上黑死病期间放掉了8磅血，而平常放血的数量限制在5磅。他的医生本来犹犹豫豫，不知道这么做是否有好处，但后来医生下定了决心，病人也碰巧好了起来，结果人们得知此事，看到放血的奇效，均效仿为自己放血。在没有医嘱的情况下，人们一个月放血好几次，毫无恐惧和顾虑，也觉察不出危害，感受不到身体逐渐衰弱的迹象。最重要的是，这么做并没有减轻病症。许多病人胡乱放血，没有死于黑死病，倒死于失血过多。

　　有些医生也是会给出一些药方的，就算不能治病，也能缓解恐慌。比如一份"芳香苹果"的防病灵方，其中最简单的一种制作方法如下：

　　"一份黑胡椒、一份紫檀香、两份玫瑰花、半份樟脑、四份亚美尼亚红土。除樟脑以外，将所有草药碾碎，筛去粗粒，浸泡在玫瑰花露中一个星期，加入樟脑，以玫瑰花露加阿拉伯胶调和成团，揉成苹果形状即可。"

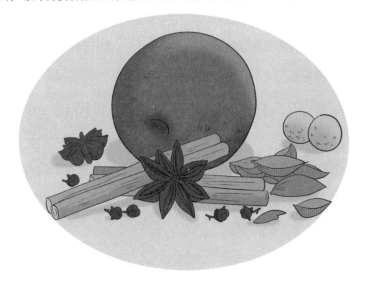

　　开出这份良方的人说，把"芳香苹果"拿在手上，不时地闻一闻，能强身健体、去病挡灾。

　　有的人相信亚美尼亚红土具有神奇的疗效。遇有外伤或肿瘤，敷以调成糊状的亚美尼亚红土就能化腐生肌，消肿止痛。一些人在黑死病期间天天把自己涂成泥人，至于疗效如何，只有当事人知道了。

还有一些人使用通便剂、催吐剂、烟熏房间、烧灼淋巴，甚至把干蛤蟆放在肿块上面，甚至用健康人的尿液洗澡……

<h1 style="text-align:center">人类与鼠疫的斗争</h1>

鼠疫在人间流行前，一般先在鼠间流行。鼠疫传染源以家鼠、旱獭为主，近年狗、猫也已成为关注的对象，各型患者均可成为传染源。

在前两次黑死病流行的时代，由于医疗技术落后，人们对这种可怕的疫病无能为力。但是在第三次鼠疫大流行的时候，人类开始反击，尝试着找出对策，并开始控制疫情。

1894年，中国广东暴发鼠疫，并传播至香港。两名细菌学家，法国人亚历山大·叶赫森（Alexandre　Yersin）和日本人北里柴三郎分别在香港的病人身上分离出引致鼠疫的细菌。由于北里柴三郎的发现后来被证明有错误，现时一般认为叶赫森是首名发现鼠疫杆菌的科学家。1967年，鼠疫杆菌的学名改为Yersinia pestis，以纪念叶赫森。

1898年，法国科学家席蒙在印度孟买首次证明鼠及跳蚤是鼠疫的传播者。鼠身上的跳蚤吸取了含病菌的鼠血后再吸人血时，会将鼠疫杆菌注入人体内。此种"老鼠→跳蚤→人"的传播方式是鼠疫的主要传播方式。

20世纪，科学家发明了链霉素、磺胺药类，鼠疫便得到了有效的治疗。

在用科学对抗鼠疫的先驱中，我们还应该记下一个中国人的名字——伍连德。

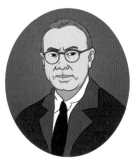

小·拓展

伍连德（1879年3月10日—1960年1月21日），字星联，祖籍广东广州府新宁县（今广东台山市），出生于马来西亚槟榔屿。医学博士，中国卫生防疫、检疫事业的创始人，中国现代医学、微生物学、流行病学、医学教育和医学史等领域的先驱，中华医学会首任会长，北京协和医学院及北京协和医院的主要筹办者，1935年诺贝尔生理学或医学奖候选人，是华人世界的第一位诺贝尔奖候选人。

1910年秋天，在哈尔滨市傅家店附近一个拥有2400多人口的小城镇，一些以捕捉土拨鼠为业的山东移民中开始流行咳嗽吐血的疾病，且愈演愈烈，死者日见增多。随着居民的逃离，这种可怕的瘟疫也随之蔓延到东北三省，乃至天津、北京和济南。

时任天津帝国陆军医科大学副监督的伍连德受命前往东北抗击这场令人恐怖的瘟疫。由于他得到中国政府的支持，得以执法如山地控制交通、隔离病人，并破除旧习，火葬病死者的尸体，所以不到四个月，这次死亡人数达六万之多、震惊世界的传染病竟然销声匿迹，从此伍连德名扬海外，被公认为"鼠疫斗士"。

在这场战斗中，伍连德和随后应征而来的医护人员所采取的主要对策是：

（1）隔离患者。例如首先将傅家店分为四个区，每区派一位医药大员主持，并聘请足够的助理员，挨户检查。发现患者，立即送往防疫医院，并隔离其亲属。

（2）控制交通。调集1160名步兵，严格管理交通；征募警察600名，协助防疫。傅家店内四个区的居民，分别佩戴白、红、黄、蓝的证章，如欲前往其他区域，必须申请特别通行证。城内外的警察与士兵不得随意出入。

（3）清洁消毒。燃烧硫黄、喷洒石碳酸溶液，用来消毒空气、墙壁和地面，并将死者衣物全部烧毁。

（4）火葬。在获得政府批准后，顶住强大的传统势力所施加的压力，把因天寒地冻无法埋葬的三千多具尸体，在三天内全部火化。

伍连德在各方的支持下，采取科学果断的措施，取得显著的成效。四个月后，不再有新增病例，疫情得到了完全的控制。

人类有了药物和科学的方法来防治鼠疫，但采取最持久的一项措施是灭鼠。世界各国相继建立了灭鼠公司之类的专门组织，联合国也成立了相应的灭鼠机构。整个地球都向老鼠展开一场艰难的战斗。菲律宾的专家经过长期艰苦的试验，发明了一种灭鼠方法，即在农作物生长期间，在田里放上有毒的诱饵，可以大量杀死老鼠，菲律宾政府将此方法在全国推广。鼠患并不严重的丹麦，专门制

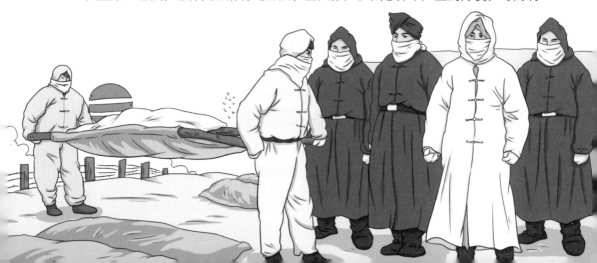

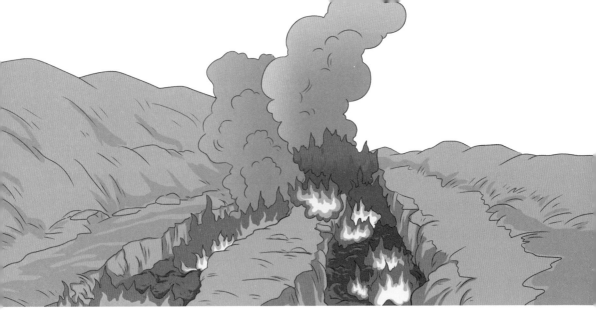

定了法案，要求实现无鼠区，并慷慨地援助一些贫穷国家灭鼠。中国把消灭鼠患作为开展爱国卫生运动的重要任务，多次展开举国上下的灭鼠大战……

　　为了对付这个繁殖率很高的敌人，人类不断地发挥自己的聪明和智慧。他们攻击老鼠的武器既多又巧：有鼠夹、鼠笼，各种灭鼠药剂，又试用毒气、绝育、水淹、烟熏……想出了各种各样的办法。但事实上，人类向自然进军的每一步，都遭到鼠魔顽强而成功的对抗。1960年，苏格兰

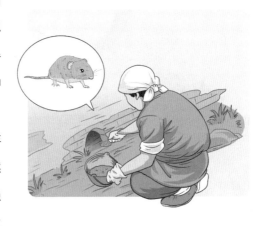

一个农民发现了一种不怕老鼠药的老鼠。有一天，这个农民早早起床，去看撒下毒饵的附近有无被毒死的老鼠。奇怪的是，毒饵已经颗粒无存，而数只饱食后的老鼠却若无其事地在互相追逐嬉闹。这种老鼠似乎有了遗传性抗药性能，进化成了所谓的"超级老鼠"。这一消息传出，确实令科学家们头痛了一阵。于是，科学家们又在孜孜不倦地寻求新的灭鼠方法。为了解决这一令人头痛的难题，科学家们试验了各种各样的新式武器：用粘鼠板粘住入侵的老鼠，用高频声响发声器制造声障等。这些新办法的使用，虽能奏效于一时，但是鼠魔也只是暂且败退

而已。

　　要从根本上消灭鼠患，并不如此简单！经过多年的科学实验，人类还没有找到彻底消灭鼠患的办法。但是，科学家们总结了一些基本经验：鼠患的严重程度与当地的环境状况有关，只有动员和组织群众，努力搞好环境卫生，才能使老鼠的数量减少，对人类的危害也相应减弱。

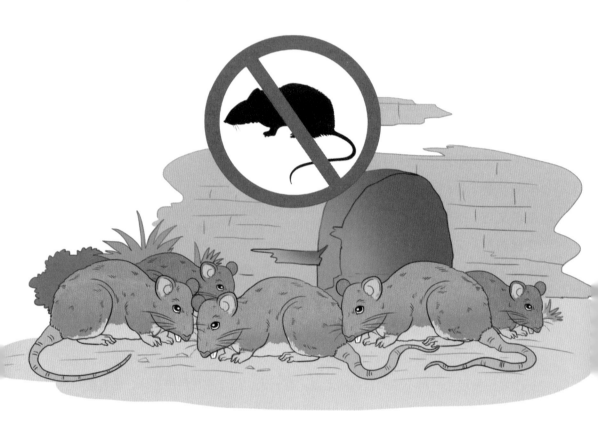

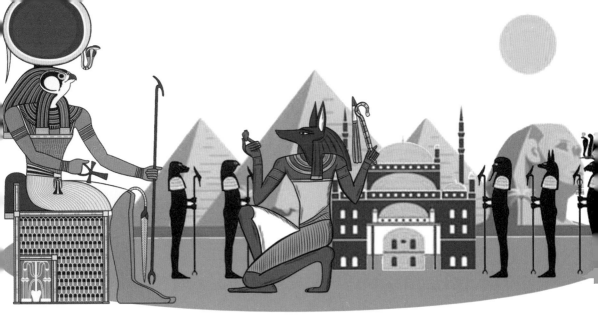

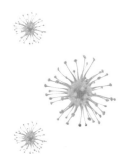

二 致命印记——天花

早在三千多年前的埃及木乃伊上，就可以见到天花的疤痕。不论是统治者还是贫民，都是天花俘获的对象。但是，经过人类的不懈努力，1980年，世界卫生组织宣布，天花已经从地球上消失了，从此以后，天花病毒只是储存在实验室里。

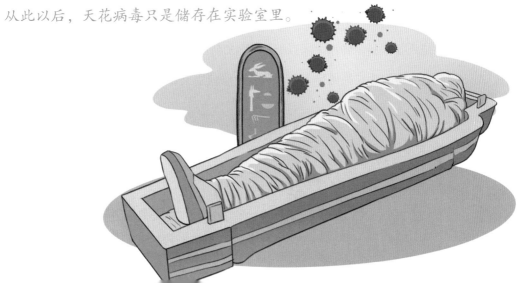

比武器还致命的天花

在人类历史上，多次记录过天花大规模流行的悲惨情景。

公元165年，一场可怕的流行性天花席卷了整个罗马帝国。在它的淫威下，仅仅在罗马，每天都有两千多人死亡。它整整肆虐了十五年，杀死了意大利全国人口的三分之一。那些在瘟疫中幸存的人不是眼睛瞎了，就是面部严重变形。在大规模的流行平息之前，欧洲死亡人口总数有400万～700万。

公元846年，在入侵法国的诺曼人中间突然暴发了天花，天花病的流行使诺曼人的首领只好下令将所有的病人和看护病人的人统统杀掉。

到了公元1000年，从日本到西班牙，甚至地中海南边的非洲国家都有天花传染的记载。11—13世纪，伴随着十字军东征时（1096年—1291年）人群的迁移，以及非洲的骆驼商队穿越撒哈拉沙漠，在非洲西部和东部的港口间往来，天花随着货物被运送至世界其他地区。

当欧洲殖民者在15世纪末登上新大陆的时候，欧洲殖民者给新大陆原住居民带去了多种从未遇到过因而不具有任何免疫力的传染病，其中最致命的一种就是天花。科尔特斯之所以能率领300名西班牙殖民者征服有2500万人口的阿兹台克帝国（现墨西哥），其秘密武器就是天花：阿兹台克人俘虏的一名西

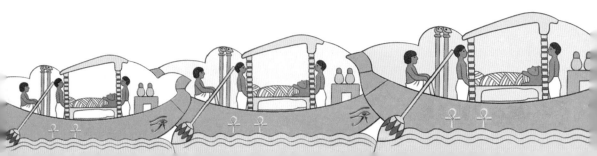

班牙士兵不幸染上了天花。十年内，超过300万人不治而亡，阿兹台克人口减少到650万人，生存者也丧失了斗志，一个强大的帝国就此消亡。另一个强大的帝国——印加帝国（现秘鲁及周边国家），也因为天花流行而被皮萨罗带着180名西班牙殖民者轻而易举地征服。北美的殖民者则有意将天花传给印第安人，给他们送去天花患者用过的毯子。在天花的肆虐下，几个原先有数百万人口的主要印第安部落减少到只剩数千人或完全灭绝。在与殖民者接触之前，美洲原住民大约有两三千万人口，而到16世纪末，只剩下不到一百万人。

17—18世纪，天花是欧洲最严重的传染病，死亡人数高达1.5亿。18世纪天花在欧洲流行的时候，一年时间就夺去了40余万人的生命。在1775年美国独立战争发生时，来自欧洲的殖民者及探险家带来的天花病毒疫情在军营、监狱及探险家身上暴发。直至战争结束，天花与人的战争仍未停止，天花病毒继续流窜至墨西哥及西北太平洋地区。此次天花大流行估计夺走了北美洲约12.5万人的性命，约是因战争死亡人数的五倍。独立战争之后，美国人以病菌轻易地控制了北美原住民族。

19世纪中叶，中国福建等地天花流行，病死率超过二分之一。1900年—1909年，俄国因天花死亡的超过50万人。

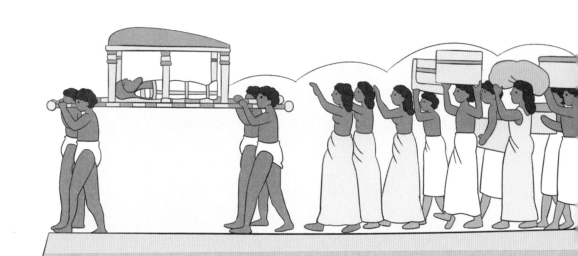

20世纪60年代末是天花流行的高峰期，全球每年约发生1000万~1500万宗传染上天花的个案，造成每年超过200万人死亡。

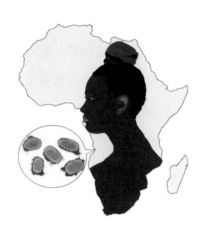

1979年10月26日，是值得人类共同庆祝的盛大节日。因为在这一天，世界卫生组织宣布：人类历史上最后一名天花病人，来自"非洲之角"索马里的牧民阿里·毛·马林，在1977年被治愈了。从此，天花不再肆虐人间。

中国人的伟大探索

由于天花严重威胁大众的健康，因此，古代中国人很早就在摸索防治天花的方法。他们发现一个人如果得了某种传染病，可以长期或终身不再得这种病，有的即使再得病，也是比较轻微而不致死亡。于是，人们从中得到启发，懂得"以毒攻毒"的原理，即在未病之前，先服用或接种这种有毒的致病物质，使人体对这些疾病产生特殊的抵抗力，这种思想包含有近代医学的免疫理论。

天花是由感染天花病毒引起的，无药可治，但是一旦得过天花而生存下来，体内就有了对抗天花病毒的免疫力，不容易再得天花。这一点很早就被人们认识到，在古代中国和其他国家，都有人尝试利用这个特点预防天花：从天花病人的伤口上采疫苗接种到健康人身上。我国早期的"人痘"就是这样产生的。

清代朱纯嘏的《痘疹定论》（1713年）一书中记载：宋真宗时（11世纪）的宰相王旦，一连生了几个子女，都死于天花，待到老年又生了一个儿子，取名王素，王旦担心儿子遭受天花的病害，于是召集了许多医师来商议，请他们提供防治天花的方法。当时有人提议，说四川峨眉山有一个"神医"能种痘，百不失一。丞相王旦立即派人去请，一个月后，那位医师赶到了汴京。医生对王素做了一番检查后，摸着他的头顶说，这个孩子可以种痘，次日即为他种了，第7天小孩身上发热，12天后种的痘已经结痂。据载这次种痘效果很好，后来王素活了67岁。这是我国典籍上有关种痘的最早记载。由于缺乏旁证，尚不足以确证我国11世纪就已发明种痘术了。

稍后，清初俞茂鲲在《痘科金镜赋集解》（1727年）中，记载了种痘的确切年代："种痘起于明朝隆庆年间（1567年—1572年），宁国府太平县，姓氏失考，得之异人丹传之家，由此蔓延天下。至今种痘者，宁国人居多。"从此以后，我国典籍累见有种痘的记载。明末，喻昌的《寓意草》（1643年）中，记载有顾提明的二郎、三郎在北平种痘的医案。十年后，董含的《三冈识略》中又记载安庆的一位张姓医师，传习种痘术已有三代，其法为：取患儿的稀痘浆贮于小瓷瓶内埋在土内待用，使用时将所贮浆染衣，使小孩穿着，"三日萌芽，五日痘长，十日痘萎"。这是清初人记录种痘的最早文献。1681年，清政府曾专差迎请江西医师张琰，为清朝王子和旗人（贵族）种痘。据张琰《种痘新书》（1741年）中记载："经余种者不下八九千人，屈指记之，所莫救者，不过二三十耳。"可见当时种痘术已经达到相当水准了。张璐的《医通》（1695年）中记有痘浆、早苗、痘衣等法，并记述种痘法"始自江右，达于燕齐，近则遍行南北"。由此可见，我国在16世纪下半叶发明种痘术后，到了17世纪已推广到全国，而且技术也相当完善了。

中国的人工种痘法，即吹鼻种痘法，一般分为两种：一是旱苗法，即取天花患者的痘痂研成细粉，加上樟脑或冰片吹入儿童鼻孔；另一种就是水苗法，将痘痂加入人乳或水中，棉花浸之，塞入被种者一侧鼻孔。

我国的人痘接种法，不久即引起其他国家的注意与仿效。清康熙二十七年（1688年），俄国首先派医生来北平学习种痘及检痘法。18世纪，我国的人痘接种术由俄国传至土耳其，英国驻土耳其大使夫人蒙塔古在君士坦丁堡看到当地人为孩子种痘以预防天花，效果很好，颇为感动。由于她的兄弟死于天

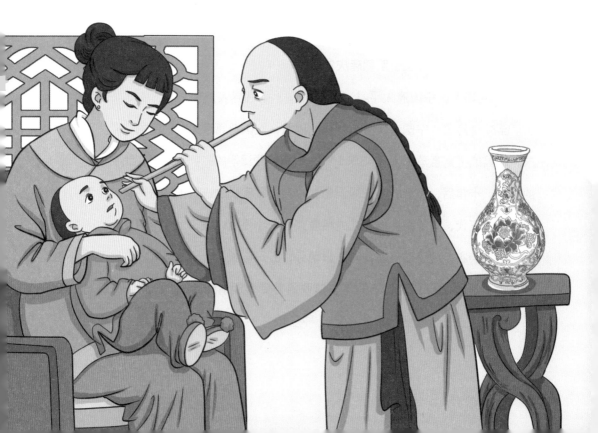

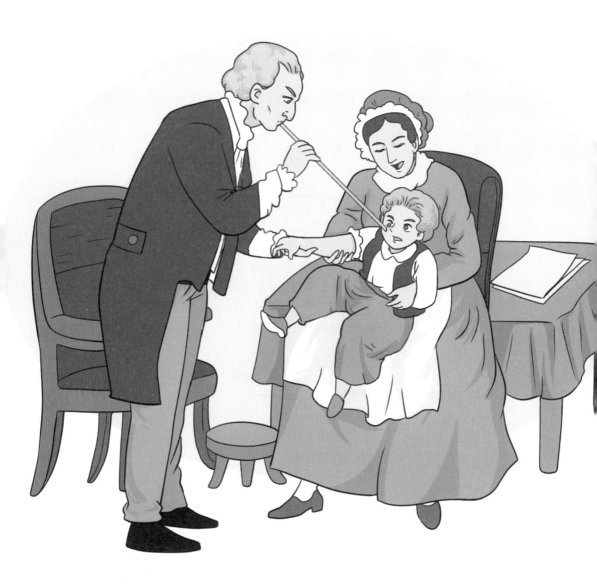

花，她自己也曾感染此病，因此，她决定给她的儿子接种人痘。1717年在大使馆外科医生的照顾下，为她的儿子种了人痘，事后，她把成功的消息写信回国告诉了她的朋友。

1744年，杭州人李仁山去日本九洲长崎，把种痘法传授给折隆元、堀江元道两人。1752年，《医宗金鉴》传入日本，于是种痘法在日本也流传起来。

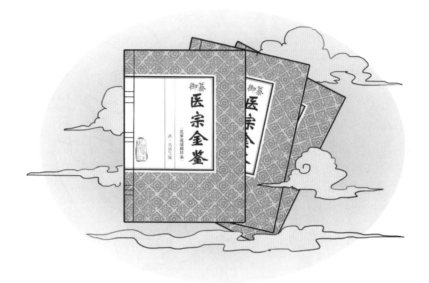

小·拓展

中国的种痘法传入欧洲后，遭到顽固保守分子的反对，他们责骂种痘是"狂人"的逻辑。有些国家竟出令禁止种痘。当时，法国启蒙思想家伏尔泰却倍加赞扬。他在《谈种痘》的信中写道："我听说一百年来中国人一直就有这习惯，这是被认为全世界最聪明最讲礼貌的一个民族的伟大先例和榜样。"

天花的终结者——牛痘

当时土耳其和中国盛行的接种都是给小孩子接种在人群中流行的天花病毒。这样接种的风险比较大，很有可能造成天花的传播和流行。因此有必要去寻找更加安全可靠的疫苗和更加安全可靠的接种办法。

爱德华·琴纳把1796年变成了人类医学史上的转折之年。他在这一年成功地进行了牛痘接种，把人们领上了一条更为安全的预防天花的道路。

1749年5月17日，爱德华·琴纳出生于英国格洛斯特郡伯克利牧区的一个牧师家庭。琴纳青少年时期，天花这个可怕的瘟疫正在整个欧洲蔓延。在英国几乎每个人都会传染上这种病，在成年人的脸上或身上会留下难看的疤痕。成千上万的人由于病情严重而致盲或精神失常，死去的人越来越多。尤其在这时，他本人也感染上了这种病毒，经过一段时间的隔离后，最终康复。这一次的经历给年少的琴纳留下了心理阴影，他立下了将来当个医生根治这种疾病的志向。他跟随外科医生卢德洛学了七年医术，20岁时，他已经是一名能干的助理外科医生了。

1717年，英国贵族玛丽·沃特利·蒙塔古夫人给自己的孩子接种人痘，并因此获得了天花免疫力。

琴纳开设医院后不久，就对防治天花产生了兴趣。他也许听过蒙塔古夫人的实验，但也许毫无所闻。然而，他确实听到过家乡格洛斯特广泛流传的一种说法，即牛痘既可以传染给牛，也可以传染给人。那里的人们认为，牛痘和天花是不能同时并存的。琴纳想，自古以来挤奶姑娘和牧牛姑娘没有麻脸。那么，牛痘和天花又有什么关系呢？果真牛痘预防了天花吗？

琴纳决心要解答这一连串的问题，他以顽强的精神对牛痘研究了二十多年。当时中国的种痘术已传到了欧洲，他仔细地阅读了有关种痘术的报告，留下了深刻的印象。琴纳开始仔细地对家畜进行观察，他研究了马的"水疵病"和牛的"牛痘"，最后得出结论：水疵病也好，牛痘也好，都是天花的一种。挤奶女工给患牛痘的牛挤奶，也会传染而起小脓痘，但很轻微，一旦恢复正常，挤奶女工就不会再得天花病了。通过观察，琴纳发现挤牛奶的工人很少患天花，于是猜想其中必有奥妙。琴纳发现，凡是得过天花、生过麻子的人，就不会再得天花。他想，或许得过一次天花，人体就产生了免疫力。挤奶女工得了一次轻微的天花，就有了对天花的免疫力。他开始研究用牛痘来预防天花，

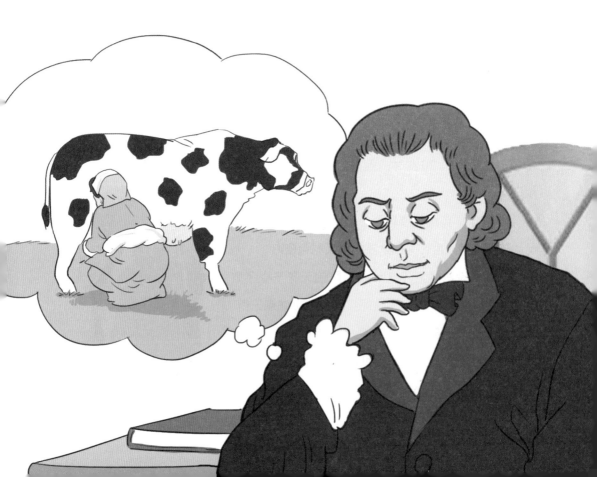

终于想出了一种方法，从牛身上获取牛痘脓浆接种到人身上，使之像挤奶女工那样也得轻微的天花，从而产生免疫，就不会再得天花了。

1796年5月17日，正是琴纳47周岁的生日。这天，琴纳的候诊室里一清早就聚集了许多好奇的人，决定性的实验时刻到来了。琴纳抱着对自己理论的充分信心，亲自承担着巨大的风险和责任进行人体实验。他从挤牛奶姑娘尼姆斯手上取出牛痘疮疹中的浆液，接种到一个八岁小男孩菲普斯的身上。两个月后，他再一次给这个儿童接种，不过这次不是牛痘，而是真正的天花浆液。结果那个儿童没有感染上天花，他确实获得了免疫力。为了慎重起见，琴纳还想再重复一次这个实验。为了找到一个明显的牛痘患者，他不得不等待了两年。虽然两年的等待使他无比焦躁，但是他并没有因此而发表只实验过一次的研究成果，而是一直耐心地等待着。1798年，琴纳终于又找到了一位牛痘患者，重复实验的结果也获得了成功。琴纳这才发表了自己的报告，宣布天花是可以征服的。

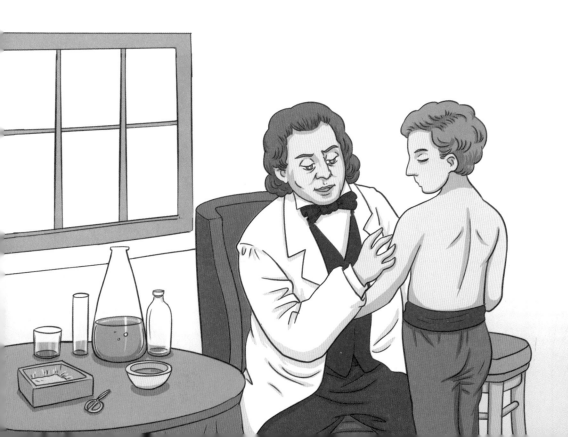

　　由于琴纳的牛痘接种法简便、安全而高效，十几年间迅速传遍欧洲各国和美洲大陆。1803年，西班牙还特地派遣医疗船队向所有海外属地推广实施牛痘接种法，这一环球航行历时整整三年。当时英、法是交战国，但琴纳的名字深受拿破仑的敬重，拿破仑称他是"人类的救星"。德国人把琴纳5月17日的生日作为盛大的节日来庆祝，举国上下载歌载舞，开怀痛饮，欢呼人类的新生。1805年，牛痘接种法传入中国，逐渐取代了人痘接种。1823年1月24日，琴纳去世，终年74岁。他的贡献并不限于战胜天花，更为重要的是，他证明了疾病可以预防、传染病可以征服，他的成功还为人类开辟了一个新的领域——免疫学，他是在科学基础上征服传染病的先驱。

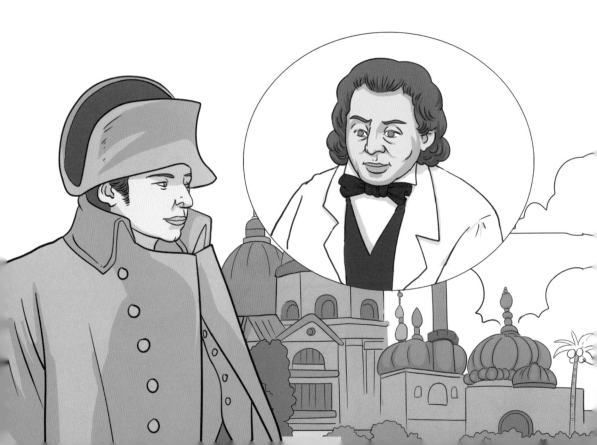

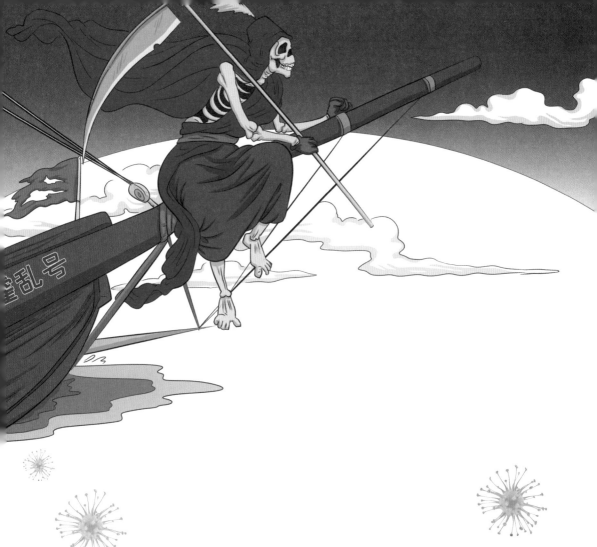

三 19世纪的世界病——霍乱

尽管医学史专家们对于八次霍乱大流行的分期和起讫时间还有各不相同的看法，但有一点是大家公认的，那就是近两百年来，霍乱一直是人类面对的最主要的传染病之一。特别是整个19世纪，都可以称为"霍乱的世纪"。

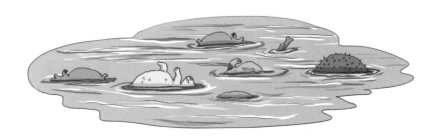

霍乱的八次大流行

和早年发生的黑死病相类似，霍乱也是通过染病的旅行者、商人和水手传播的。19世纪，由于蒸汽火车和轮船的广泛应用，世界变得比以往更小了，而人们生活条件的改善却十分缓慢。这就使霍乱得以从一个港口传到另一个港口，从一个城市传到另一个城市，不断扩散开来。到了1827年，霍乱已经成了这个地球上人尽皆知的最可怕的疾病。从1817年至今，霍乱在全世界的大流行已经有八次之多。

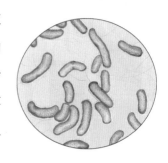

第一次：1817年—1823年。

由于根本就没有记录，我们已经无法知道，到底有多少人在1817年开始的那场霍乱中丧生。可就在驻扎印度的英军士兵中，罹染霍乱而亡的就有一万人之多。霍乱从印度传到了日本、中国和阿拉伯地区，然后又传到了非洲和地中海沿岸的欧洲国家。直到1823年，那年的冬天特别冷，这场霍乱才暂时消停下去。

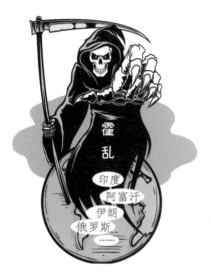

第二次：1826 年—1837年。

从1826年开始，霍乱重新发力，从印度北部开始，直捣阿富汗和波斯（今伊朗），然后来到了欧洲。1830年，霍乱传到了俄罗斯首都莫斯科，它带走了三千多名士兵和数万平民的生命。到了第二年春天，它已经到达了俄罗斯通往西方的门户圣彼得堡。在那里，霍乱又轻而易举地跳到了芬兰和波兰，然后向南直挺匈牙利和奥地利。随后不久，它就光顾了德国和荷兰。在英国，它首先出现在东北部的森德兰，然后逐步扩展到其他地区。从1832年2月开始，整整一年时间，首都伦敦都笼罩在霍乱的阴影下。据估计，这一年中伦敦共有一万一千多人被感染，其中约一半的人死亡。霍乱在肆虐英国之际，又跨过圣·乔治海峡，来到了爱尔兰，随后与爱尔兰侨民一道，风尘仆仆地坐船来到了加拿大和美国。而在欧洲，它光顾的地方还包括法国、比利时、挪威等许多国家。随后，霍乱的威力逐渐减弱，在1837年底1838年初的冬春之交，霍乱在地球上又一次消失了。在这次流行期间，几乎每二十个俄罗斯人中就有一人死于霍乱，而每三十个波兰人中就有一人死于此病。据说，英国至少有十四万人死亡，一些小村庄则几乎是全村覆灭。

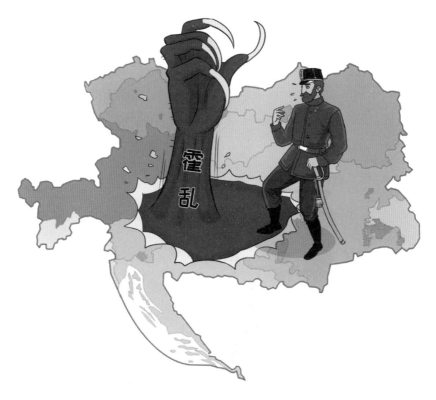

第三次：1846年—1863年。

第三次霍乱流行的时间特别长，从1846年开始，一直持续到1863年。霍乱在欧洲肆虐之后，又在1848年到达北美，波及了整个北半球。在1850年至1852年期间，霍乱流行的势头逐渐减弱。但到了1853年，又出现了新的高潮，并且一直持续到1863年。不少历史学家认为，1848年欧洲各国普遍暴发的革命，与当时的霍乱流行有着很大的关系。

第四次：1865年—1875年。

1865年，霍乱又一次在印度暴发，并传播到东亚各国和阿拉伯半岛。中国受感染的地区主要是北京、东北和上海等地。有历史资料表明，1863年6月中旬至7月15日，上海全城流行霍乱。这期间全市每天要卖出700～1200具棺材。仅仅是7月14日一天，就有1500人因霍乱死亡。通过一艘从埃及的亚历山大港开往英国南安普敦的航船，霍乱又一次光顾英伦三岛。与此同时，欧洲大陆也受到感染，俄罗斯成为重灾区。1866年5月，霍乱又从荷兰的鹿特丹传到英国的利物浦。随后，美洲大陆也未能幸免。在非洲，法国军队入侵北非的阿尔及利亚，霍乱也被带了进来。同时，商队又将霍乱从北非的摩洛哥带到了法属非洲地区。所到之处，霍乱带来的都是成千上万人的死亡。

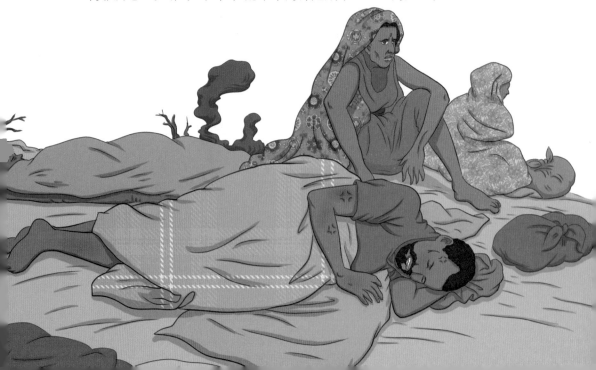

第五次：1881年—1896年。

1881年，霍乱又开始在印度旁遮普邦和拉合尔邦流行。当年去伊斯兰圣地麦加朝圣的信徒又将霍乱带到了阿拉伯半岛。随后霍乱传到了埃及，在开罗和亚历山大港等城市流行起来，埃及全国上下一片恐慌。紧接着，霍乱马不停蹄，顺尼罗河而上，到达其他沿岸的非洲各国，并通过水路传到了意大利、法国、西班牙、德国等许多欧洲国家。与此同时，霍乱从印度取道阿富汗和波斯（今伊朗），直扑俄罗斯，莫斯科和圣彼得堡等城市再遭劫难，估计有80万人病死。霍乱往东传到了东南亚、中国、朝鲜和日本。在南美洲，阿根廷、巴西和智利等国家都深受其苦。1887年后，霍乱在全世界的流行都先后停止。1896年，霍乱终于彻底销声匿迹了。

第六次：1909年—1926年。

1909年，霍乱再一次卷土重来。这一次的霍乱流行在印度极为惨烈，数百万人死亡。欧洲也再一次成为重灾区。1910年6月，乌克兰东部地区霍乱猛烈暴发，超过23万人患病，其中11万人撒手人寰。在1914年至1918年第

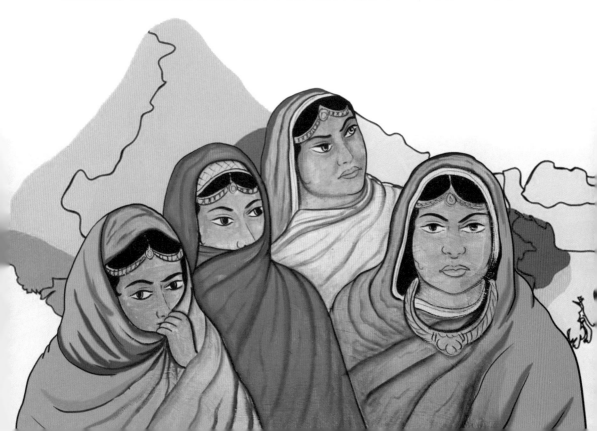

一次世界大战期间，奥匈帝国遭受着战争和霍乱的双重折磨。从1915年到1922年，东欧许多地方的军营饱受霍乱之苦，战斗力为之大减。

第七次：1961年—1970年。

从1961年起，霍乱的第七次世界性大流行又开始了。这一次，霍乱首先在印度尼西亚的苏拉威西岛暴发，而后传到了亚洲其他国家和欧洲。到了1970年，霍乱在非洲也流行开来。非洲迄今也未能摆脱霍乱的纠缠。

第八次：1991年至今。

1991年，不安分的霍乱又一次发力，这一次它选择的地点是拉丁美洲。这一年，有13个拉美国家报告了40万个病例，其中仅秘鲁就单独报道了近30万例。在这一年里，非洲的乍得、加纳、尼日利亚和赞比亚等国霍乱报告病例也大幅上升。1992年10月，一种新型霍乱席卷了印度和孟加拉国的一些地区。到了1993年4月，患病人数已经达到十多万人。迄今，这种新型霍乱已经波及许多国家和地区。很多人认为，霍乱的第八次大流行已经开始了。

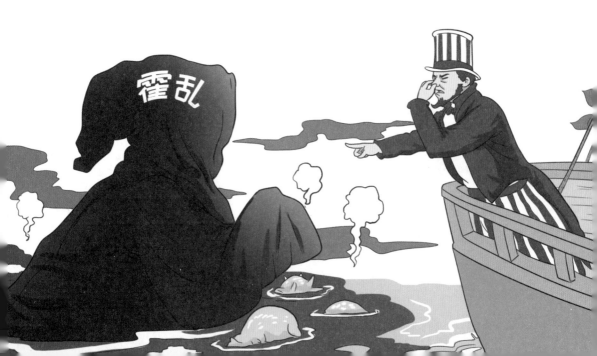

霍乱发生时的情景是十分可怕的。1832年春天，霍乱在法国巴黎肆虐时，德国著名诗人海涅正好住在那里，他在写给朋友的一封信中，记述了当时霍乱突然暴发的场景。这场景即使在今天看来，依然让人触目惊心：

"3月29日。巴黎宣布出现霍乱，那时很多人都没当回事。他们嘲笑那些害怕得病的人。对于霍乱的出现根本不予理睬。那天晚上，许多舞厅里都挤满了人，歇斯底里的狂笑声淹没了巨大的音乐声。在其中一个舞厅，一场化装舞会正在举行……忽然间，一个最善于搞笑的小丑倒了下来，四肢发冷。在摘掉面具后，人们吃惊地发现，他的脸上浮现出可怕的青紫色。笑声顿时荡然无存，舞会也戛然而止。大批的人很快地像多米诺骨牌似的一排排倒下了……不久，大厅里堆满了死尸，棺材极为紧缺，以至于人们不得不缝制麻袋来代替。道路上，送葬的队伍排得很长很长……"

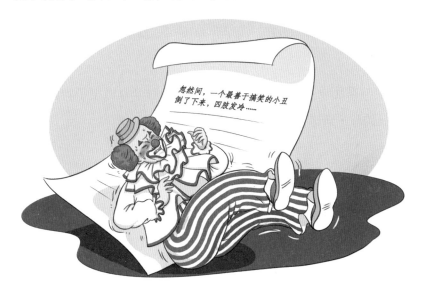

忽然间，一个最善于搞笑的小丑倒了下来，四肢发冷……

霍乱患者一般发病很急，没有什么明显的先期症状。也有少数霍乱患者一开始会出现轻度腹泻，或者有头昏、腹痛、腹胀、乏力等症状，几天后才突然起病，迅速转入泻吐状态。霍乱病情发作后，所有的患者都会出现腹泻，每天腹泻达三四次乃至数十次之多。有的病情特别严重的人，大便失禁，米汤状的稀便止不住地直流，已经完全无法计算次数。除个别病人是先呕吐后腹泻外，大多数病人在腹泻之后就转入呕吐。一开始还能吐出吃进去的东西，到了后来，吐出来的东西就和水一样。又泻又吐之后，病人会出现不同程度的脱水现象。轻度脱水问题还不严重，而一旦出现中度脱水，问题就严重多了，病人眼眶凹陷，口唇干裂，声音嘶哑，肌肉痉挛，皮肤干燥无弹性，目光呆滞，精神不安，昏昏欲睡。到了重度脱水阶段，病人眼窝凹陷发青，口干舌燥，声音暗哑，脉搏微弱，腹部深陷如舟，四肢发冷。有的静卧不动，有的神志不清，处于昏睡乃至昏迷状态。很多病人经不住这种折腾，没几天就被霍乱夺去了生命。

"逗号杀手"现行

在人类与霍乱艰苦搏斗的历程中，有两个科学家做出了特别突出的贡献。一个是约翰·斯诺，另一个是罗伯特·科赫。

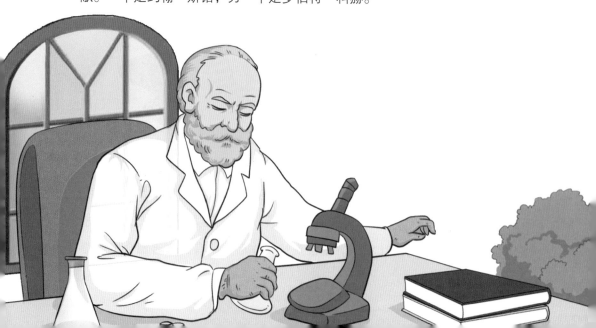

斯诺的霍乱地图

从1831年起，因交通方式的变革，起源于印度的霍乱在英国伦敦登陆。那时的细菌学尚不发达，人们认为是由于呼吸了带有毒气的空气才引发了疾病。1831年—1854年，英国共流行了四次大霍乱，数以万计的人死去，刚刚工业化的城市在一次次传染病浪潮中受到巨大打击，但"毒气"观点一直统治着人们的思想。

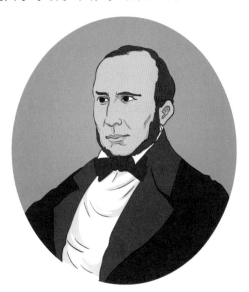

英国伦敦一位年轻的医生却不相信这一点，他叫约翰·斯诺，这个农夫的儿子本来是妇产科的一名麻醉师。他在长年从医经验中发现，霍乱不像当时的其他传染疾病那样首先表现为寒战、头痛或高烧，霍乱患者的最初症状都是从消化道开始的。

"不，不可能是空气。"他想。最可能的原因是吃了不干净的东西，食物或者水才是最有可能的途径。为了证明自己的理论，他于1849年专门出版了一个小册子，名为《霍乱的传播方式》。但是，没有人相信他的观点。

1853年，又一次大规模的霍乱在英国蔓延。疾病先在其他地方流行，然后传播到了伦敦。到了第二年，伦敦的索斯沃克区和朗伯斯区首先报告有霍乱病例。在伦敦南城的索豪区，也报告了一些霍乱病例，不过它们看起来相互之间并没有联系。情况开始似乎还不算太严重。可从1854年的8月31日起，霍乱变得厉害起来。此后的三天，索豪区布罗德大街的居民中有127人因染上霍乱去世。得病的家庭中多数都是家破人亡，只有极少数家庭还剩下一两名家庭成员。在一个星期的时间里，这个区的幸存者中有四分之三的人，弃家而逃，家家户户门窗紧闭，道路上一下子空无一人。可霍乱还是不分贫富地继续蔓延开来。到了9月10日，这个区死亡的人数已经达到五百多人。

斯诺意识到，可以利用这次霍乱流行的机会来寻找证据进一步证实自己的观点。他放下其他工作，起早贪黑，全力以赴地投入到追寻霍乱病因的工作中。他专门来到伦敦死亡登记中心，要来了所有感染霍乱而死亡的人的详细住址，然后把每个死者的住处都用一个黑点表示，登记在一张伦敦地图上。在连续几天对患病家庭的调查分析之后，他的目光逐渐聚焦到了布罗德大街与牛津街交汇处的一个水井上。他在1855年修订再版的《霍乱的传播方式》中明确地写道："我发现，几乎所有的死者都住在离这口井不远的地方。"事实上，离这儿不远的另一个水井周围的居民中，仅仅只有十名死者——这其中有五个人经常喝布罗德街水井的水，还有三个人是小学生，他们也许是在上学的路上也喝了这口井的水。

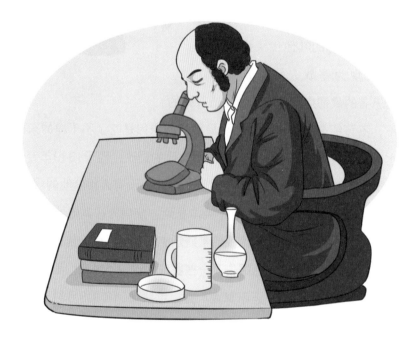

斯诺取了这口水井的样本放在显微镜下观察，发现里面含有一些"白色的带有绒毛的微粒"。到了9月7日，他觉得自己已经可以确定，这口井就是

霍乱流行的原因。斯诺找到了市政主管人员，告诫他们封闭这口井，这样才能防止霍乱进一步蔓延。

虽然那些官员根本不相信斯诺，但他们还是表示愿意去试试。随后，他们取下了这口水井打水的摇把。让他们没有想到的是，奇迹居然发生了。第二天，感染霍乱的人数迅速减少了。到了9月底，死亡人数上升到616名，但此后再也没有新增的数字。

为了证实自己的结论，斯诺找到了许多有说服力的病例。有七个女工在布罗德街第8号和第9号生产医疗器材，她们每天喝那个水井里的水一到两次，结果尽管她们下班后不住在这个地区，可她们全都得病死了。另外有两个这个地区的居民，他们不喝这口井的水，因此逃过一劫。

布罗德街水井旁边还有一个咖啡店，他们从井中取水，给前来用餐的顾客喝。9月6日，这个咖啡店的女老板向斯诺报告，她的顾客中已经有九人染病而亡，对此她深感不安。

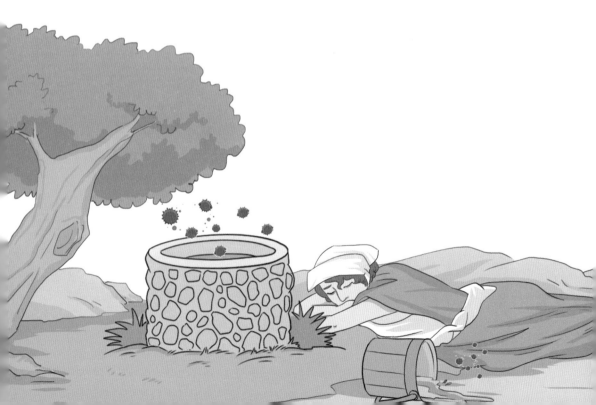

在布罗德街拐角处的一个工厂里，共有530多名工人，却只有5人患了霍乱。斯诺在调查时发现，原来这个工厂有自己的水井，并不从街上的水井里取水。而在附近的一家啤酒厂，70名工人中没有一个人感染霍乱，原因是工厂每天都向工人提供免费的啤酒，工人喝的水也是啤酒厂自己水井里的水。

另外，还有一个住在另一条街的军官也患霍乱死去了，原来，他曾经到布罗街附近一家餐厅就餐，席间喝了一杯从布罗德街水井里打来的水。几小时后，他就得病死亡了。

而在斯诺眼中，最有说服力的病例是一位曾经住在索豪区的寡妇。她非常喜欢布罗德街水井里水的味道，虽然搬到城市西部居住，还每天派仆人去打一大桶水回来喝。最后一次打水是在8月31日，星期四。寡妇在当天晚上和第二天都喝了打回来的水，结果9月2日就得霍乱死了。还有一个人是寡妇的侄女。她曾在8月31日来看望姑妈，并和姑妈一起喝了这桶水。后来这个小女孩也死了。

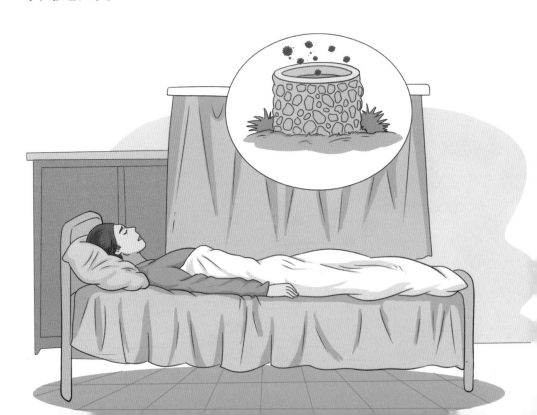

所有的线索都指向布罗德街的水井。那么，到底是什么原因使水井被污染了呢？在一位牧师的帮助下，斯诺最终找到了原因——就在8月28日，住在布罗德街40号的一个小男孩出现了霍乱的症状，家里人把为他洗尿布的水倒在了离布罗德街水井不远的排水沟里，而这个排水沟的水能够渗到布罗德街的水井里去。

　　当时，政府根本不把斯诺的观点和警告放在心上。政府当局在后来发表的一份报告中还专门强调：找不出任何可以接受斯诺观点的理由。

　　一年后，伦敦有一份名叫《建设者》的杂志刊登了斯诺的发现，在同一期上还刊登了一份伦敦污水处理系统的调查报告。报告显示：长期以来，伦敦市政当局没有采取任何措施来改善这座城市的污水处理系统。街道的排水沟一直露天敞着，很多家庭的水槽都设在地窖里，其肮脏程度与街道旁的排水沟并无二致。这份杂志在刊发这两篇文章的同时发出呼吁，要求政府立即清洁所有的排水沟，再不能将问题掩饰起来。

　　此后经过了整整一代人的时间，斯诺的霍乱传播理论才被英国人普遍接受，饮用水和污水处理系统得到了显著改善。从那以后，英国再也没有暴发

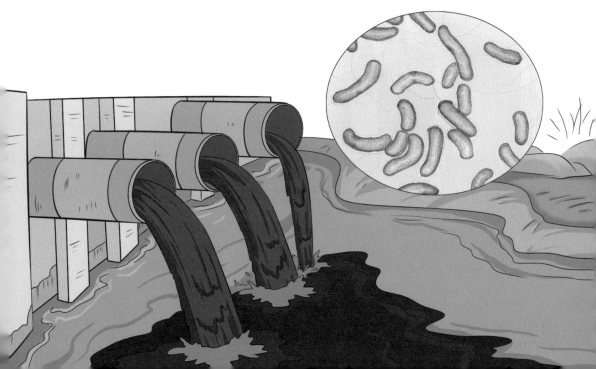

过大规模的霍乱。比如，1884年，在霍乱第五次世界大流行期间，欧洲大陆霍乱肆虐，但在英国，因严格执行自来水管理和饮水消毒，霍乱就没有大肆流行。

小·拓展

虽然约翰·斯诺并没有找到霍乱的病原体，但他创造性地使用了空间统计学查找到传染源，并借此证明了这种方法的价值。"斯诺的霍乱地图"已经成为一个经典案例。直到今天，绘制地图依然是医学地理学和传染病学中开展流行病学调查的一项基本方法。当医学专家们遇到棘手的传染病问题时，他们总是问自己："我们的布罗德街水井在哪里？"

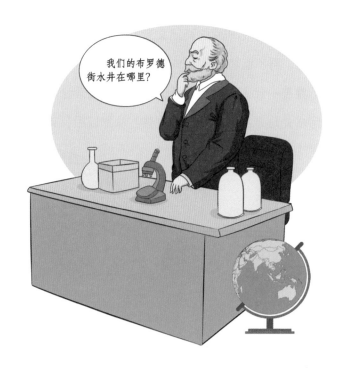

科赫的逗号

罗伯特·科赫是德国人，1843年出生在汉诺威的一个小城。他在一个有13个孩子的大家庭中长大。小时候，他特别热衷于玩国际象棋，并且很崇拜德国的大文豪歌德。后来，他考上了哥廷根大学，在那里先是学习自然科学，后来转向学医，并于1866年毕业。此后他成为一名内科医生，在不同地方的好几个市镇工作过。1870年到1872年德法战争期间，他在部队做军医。

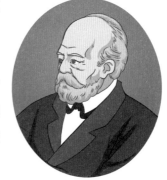

科赫在从医期间了解到法国微生物学家路易·巴斯德的工作，对此产生了很浓厚的兴趣。从1872年开始，他也着手进行致病微生物的研究。随后的几年中，他在炭疽病和结核病的研究方面做出了开拓性的贡献，并在1882年总结出用于判断传染病病原体所必须进行的四项实验。这四项实验后来被称为"科赫原则"，并一直沿用至今。其具体内容是：（1）病原体能在所有患者身上找到，但在健康的人身上却没有；（2）病原体能够从患者身上分离出来，并能够在培养皿内繁殖；（3）用培养皿中的病原体能使实验动物患上与人同样的疾病；（4）病原体能从患病的实验动物身上分离出来，而且这种病原体能在培养皿中发育。

1883年，第五次世界性霍乱大流行从印度开始，迅速蔓延到阿拉伯半岛。6月，埃及的亚历山大港因为船只人员往来频繁，一下子成了重灾区。科赫受德国政府派遣，率领医疗小组来到埃及，帮助抗击疫情。8月14日，科赫的小组到达亚历山大，马上就到当地的医院开始紧张工作。他们不顾随时可能被感染的危险，调查了12名病人，并解剖了10名死者的尸体。在死者的肠黏膜中，发现了一种特别的细菌，而这种细菌是在普通腹泻病人身上所不曾发现的。这时，科赫才回忆起早在一年前，他就从印度同行寄给他的部分霍乱死者的肠中观察到大量的细菌，但当时他并没有在意。他想，或许这就是自己一直在找的致命病原体了。但是，他在埃及还来不及做更充分的调查和实验，霍乱的流行就趋于平息了。

为了进一步弄清霍乱的病源，科赫带着医疗小组离开埃及，乘船经锡兰（今斯里兰卡）来到了印度的加尔各答。这个小组在那里一共研究了40名霍乱病人，并对52名霍乱病死者进行了尸体解剖。与此同时，科赫还细心研究了当地的土质、用水、空气、疫区的生活环境以及当地居民的特性等很多问题。1884年1月7日，科赫对外宣布，在印度进行的尸体解剖中找到的病菌，与此前在埃及找到的正是同一种细菌，而这种细菌在他检查过的数百名健康的印度人身上是找不到的。2月2日，科赫再次发布新报告。他指出，这种在霍乱病人体内发现的杆菌不同于别的杆菌，它没有别的杆菌那样直，而是"有一点点弯，就好像是一个逗号"。这种杆菌能够通过肮脏的水、食物或者衣服传播。在潮湿肮脏的亚麻布上面，或者在湿润的土壤中，这种杆菌都能够繁殖。但在干燥和弱酸溶液的环境中，它就受到了明显的抑制。科赫还特别提到，在霍乱病人发病初期，这种杆菌在排泄物中比较少；当粪便像"淘米水一样"稀的时候，杆菌就能大量地被找到；在病人康复之后，这种杆菌在粪便中就越来越少，直到消失。在健康的人身上，是找不到这种细菌的。科赫由此断言，这种杆菌就是造成霍乱病流行的"罪魁祸首"。

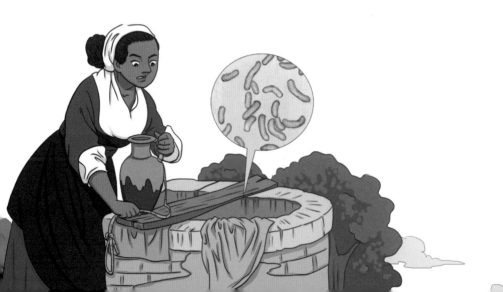

由于他的卓越的研究成果，当科赫回到德国时，受到了空前热烈的欢迎。他也向德国政府提出了有关饮用水卫生和污水处理的建议。然而，当时并非所有人都赞同科赫的观点。

　　在那个年代，"毒气说"的思想还根深蒂固。1874年，21个国家的政府还一致通过决议，认为"四周的空气是产生霍乱的主要媒介"。在英国和法国，绝大多数科学家都不同意科赫的新观点。而在德国，当时霍乱研究的权威马克斯·冯·佩滕科夫更是对科赫的结论嗤之以鼻。佩滕科夫认为，霍乱的流行必须同时具备特定的病原菌、相应的地理条件、相当的气候状况以及个人的易感性等四个因素。他还提出，只有一种霍乱菌X是不能致病的，在地点和季节相适应的条件下，土壤或地下水中还存在一种作用物Y，X与Y结合在一起时，才会形成"真正的霍乱毒素"Z。

　　为了证明自己的理论，佩滕科夫专门从科赫那里要来了霍乱杆菌，在1892年10月的一次讲课中，他竟然当着学生的面将一试管霍乱杆菌培养液喝了下去。结果，佩滕科夫居然没有患上霍乱。他只是在实验三天后患了肠黏膜炎，六天后开始腹泻，再过几天便康复了。其实，当佩滕科夫向科赫索

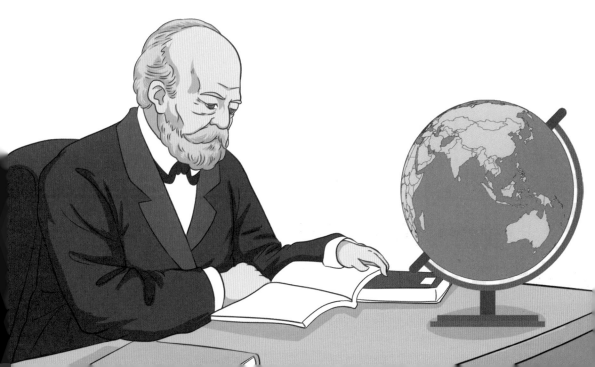

取霍乱杆菌培养物时，科赫已经猜到了用途，提前把培养物多次稀释，使细菌的毒性降低到了极点。但是，霍乱菌的侵入还是大大损害了佩滕科夫的健康，导致机体免疫力严重下降，此后十几年间他百病丛生。1901年，他痛苦地感到自己已经无法再为人类的科学事业做任何贡献了，便用手枪结束了自己的生命。

据医学史专家统计，当时像佩滕科夫那样用自己做实验来证明“科赫的错误”的科学家大有人在，仅出名的就有四十人之多。可他们的实验“没有一个不是以实验者自己死亡而告终的”。

在事实面前，科赫的研究结论逐渐被科学界和社会公众所认可。而科赫本人则一直没有停止研究的脚步。到1900年，科赫和他的学生们已经找到了21种可以致病的细菌。科赫的助手爱米尔·贝林格开发出了世界上第一种针对因细菌感染而引发的血液中毒的解毒药。由于他在致病微生物领域的杰出贡献，科赫荣获了1905年诺贝尔医学奖。

科赫的研究成果在防治霍乱的斗争中很快得到了应用。1887年，霍乱已经在欧洲流行。美国政府提前进行了预防准备。当时有两批海轮由霍乱疫区法国马赛港和意大利那波利港开往美国。轮船到达港口后，美国政府对所有到岸人员进行了严格的检疫，查出携带霍乱杆菌的人员都被隔离在港口。这

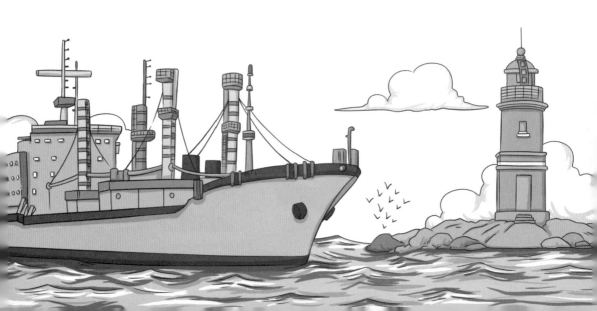

次霍乱流行最终没有波及美国，而没有进行类似检疫的南美洲各国则深受霍乱之苦。

未结束的战斗

现在很多人不再担心霍乱的威胁，但是，霍乱依然是人类健康的顽敌。贫困、饥饿、落后的生活方式以及战争为它擂鼓助威。在被人遗忘的角落里，霍乱仍然吞噬着生命。20世纪90年代以来，全世界每年报告的霍乱患者数量出现了上升的趋势。世界卫生组织认为，霍乱始终是对全世界人民的永久威胁，而且这种威胁还在增大。医学专家认为，霍乱卷土重来，与生活环

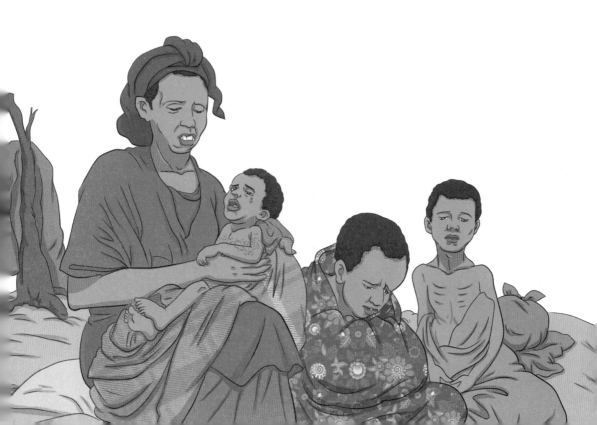

境恶化、卫生设施落后、居住条件恶劣、营养不良等因素有着密切的关系。例如，1991年秘鲁突然暴发霍乱，主要原因就是当地缺少清洁饮用水。

战争也为霍乱的暴发推波助澜。战争期间，供水设施容易遭到破坏，居民无法得到洁净的饮用水，霍乱就会乘机蔓延。1994年，非洲卢旺达内战造成百万难民缺衣少食。在战后一个月里逃难到邻国扎伊尔戈马地区的难民中，近五万人染上了霍乱，平均每两分钟就有一名患者死亡。

现有的霍乱疫苗只对部分人有效，并且由于疫苗有毒副作用，一些国家禁止使用。尽管霍乱的病死率已经较以往大大降低，但在一些国家，霍乱一直在兴风作浪，从来就没有停歇过。人类与霍乱的较量，还远远没有结束……

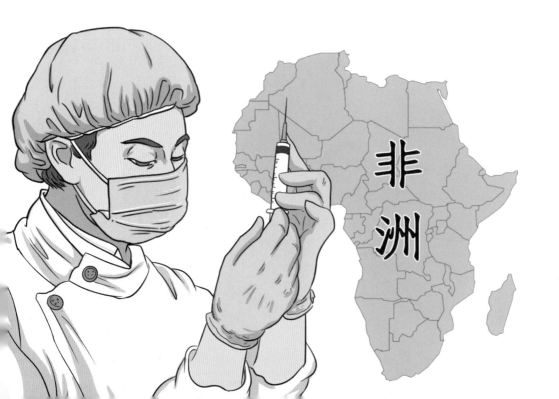

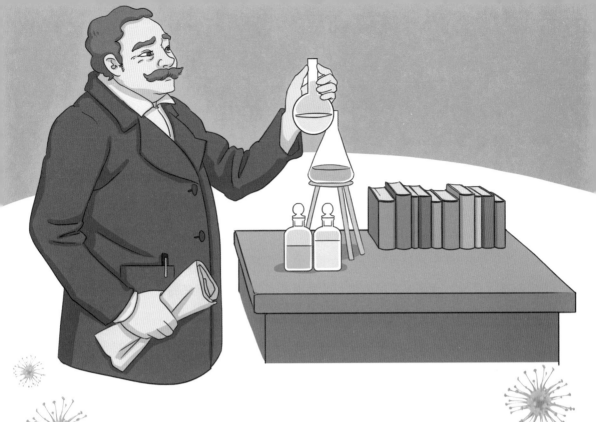

四 战场之外的战争——西班牙大流感

　　流感是一种由不断变异的病毒导致的疾病，经过几百年的努力，人类尚没有找到药到病除的办法，因为流感病毒具有一种特殊的生存能力，它能够依环境的需要迅速产生新的变体，使人体的抵抗往往处于落后、被动的状态。正如应对地震一样，目前人类对流感只能做到预测，要实现完全控制尚需时日，但与流感病毒的斗争已取得阶段性成果。事实上，人类对流感病毒的科学研究工作一直没有停止过，而且不断有新的发现。

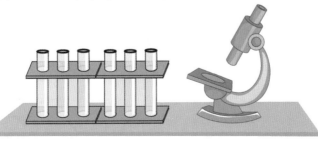

"西班牙女郎"

　　1918年早春的西班牙，大概可以算作是欧洲最安全的地方之一。西班牙是中立国，远离战火的恐怖，这里看不到从前线抬下来的血淋淋的尸体和伤员，也没有人提起致命的德国新式武器——芥子毒气。更何况，西班牙比欧洲大陆大部分地方更早地感受到了春天的气息。那些被旷日持久的战争折磨得神经近乎崩溃的各国富人，都愿意来西班牙舒缓一口气。

　　可是流感来了，打破了这里原有的安宁。这种病没有任何预兆，可谁要是一旦染上，随之而来的就是持续三天的发烧、头疼和肌肉疼痛。而且它具有很强的传染性，凡是和病人接触过的人，大概两天之后就难逃厄运。更加让人不可思议的是，病魔似乎更加青睐20岁到50岁的青壮年，而对于老人和小孩却往往网开一面，手下留情。

　　到了1918年5月，整个西班牙几乎都得病了。在首都马德里，至少有

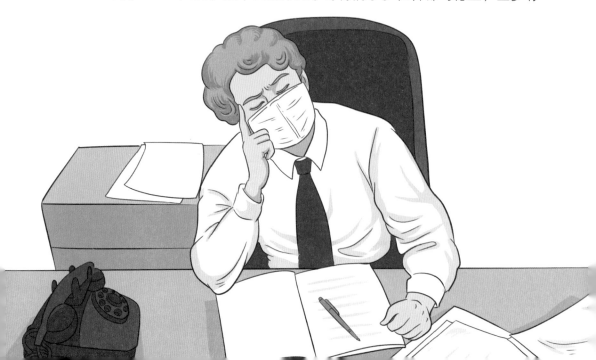

三分之一的市民染上了流感，不少政府部门停止了办公，连城里的电车也停止运营了。病魔甚至连国王阿方索三世都没有放过，他也病倒了。

在西班牙，肆虐的流感很快成为恐怖和绝望的化身——开始发病时，也许只是略微有些头疼，眼睛有些发热。接下来，病人全身发冷，浑身哆嗦，往往只能将身子蜷缩成一团躺在床上。不管盖多厚的被子，病人还是会感觉手脚冰冷透心凉。而且重症患者从发病到死亡的速度快得惊人，这是医生们以前没有见过也从来没有从医书上学到过的。他们只是从一例接着一例的死亡病例中掌握了基本的症状：病人病情加重后，脸色会逐渐变成暗紫色，接着就开始咳血，四肢慢慢地发黑。死神的脚步越来越近了——病人疯狂地喘息着，嘴里不断地吐出暗红色的沫子。病人的呼吸越来越微弱，最终因为彻底窒息而死。医生在解剖尸体时会发现，肿胀的肺里充满了红色的液体，就如同肝脏的切面一般。据估计，当时有八百多万西班牙人在这场史无前例的流感中死亡。

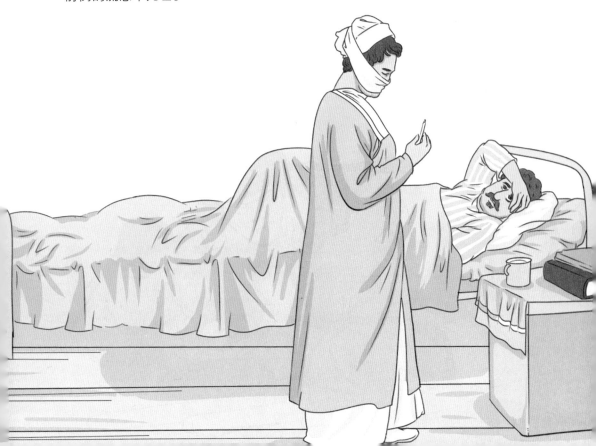

西班牙发生致命流感的消息很快就传遍了整个欧洲。人们给这次流感起了一个名字，叫作"西班牙大流感"，或是更加幽默地将其命名为"西班牙女郎"。实际上，流感绝不仅仅只是在西班牙暴发，其他欧洲国家也同样遭受着病魔的折磨。只不过当时西班牙是一个中立国，政府官员并未像其他正在作战的欧洲国家那样仔细地审查新闻报道。所以，在西班牙并没有封锁消息，流感不是西班牙的国家机密。

战争结束后，事实的真相慢慢地被发掘出来。人们发现，早在1918年4月，流感就已经来到了法国。这种病魔"一视同仁"，不仅使各行各业的居民罹病，而且驻扎在这里的英国、美国和法国本身的军队也未能幸免。当年的一位病人，美国远征军第32区107弹药辎重队的约翰·阿克中士回忆说，最初的时候，这种病被叫作"三日热"。但如果有的病人发烧持续一个星期甚至更久时，就不能这样讲了。病人似乎是突然间就得了病，体温迅速上升，脸色变得潮红，身体内每块骨头都在隐隐作痛，头像炸开了似的疼痛。这种情况一般会持续三到四天。此后，如果病情不再加重的话，伴随大量的出汗，病人的体温开始降低，其他症状虽然有所减弱，但还是会持续一到两周。

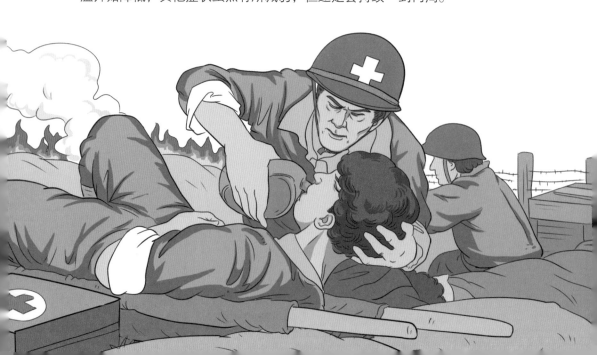

5月，流感越过英吉利海峡传入英国，并且很快形成了流行高峰，连当时的国王乔治五世也未能幸免。仅仅6月一个月，英国就有3.1万人染上了流感。接下来，在俄罗斯、北非和印度，都有无数流感病例报告。甚至在中国、日本、菲律宾乃至南太平洋的新西兰，也出现了病魔的身影。

　　9月，随着战时物资的航运，流感在美国波士顿登陆，随即传遍全美国，数万人因此丧生。

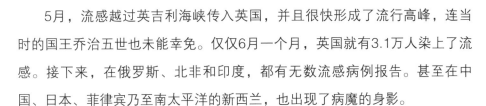

小·拓展

　　流感对正在进行的第一次世界大战的影响是显而易见的。流感使前线与后备役的官兵大量倒下，削弱了部队的战斗力。一些作战指挥官因为手下没有足够的健康士兵，不得不修改原来的作战计划。

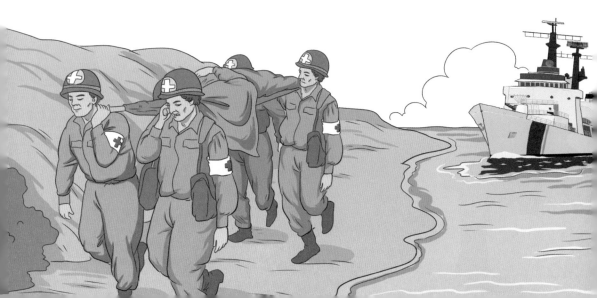

1918年的春天，尽管流感在世界上的大部分地区肆虐，但还是有很多的地区——包括大部分非洲地区、几乎整个南美洲以及加拿大都没有受到感染。在夏天到来的时候，即使是疫情最严重的地区，情况也已经逐步好转。

西班牙大流感的感染人数之多简直无法想象。由于只有在1918年大流感的第二次高潮结束后，美国才开始进行流行病报告的工作，在这之前还没有任何系统跟踪流行病的发展情况。因此，这次流感盛行的范围以及感染的确切比率并不是十分明确。有关流感暴发的报告都是零星的，多半都是在人员集中的军营、监狱，还有一些工厂里，而且只是记录了因病缺席的人员。据估计，约有28%的美国人受到感染，军人更是深受其害，大约有40%的海军士兵和36%的陆军士兵被感染。在全世界，约有五分之一的人口被感染。

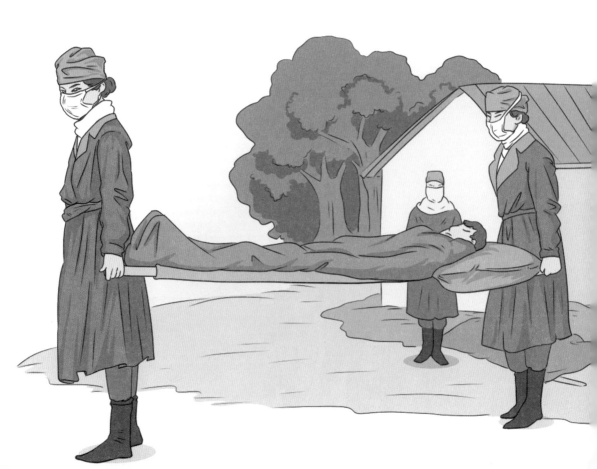

不仅如此，此次流感的危险性是普通流感的25倍，感染者的死亡率达到了创纪录的2.5％，而一般流感患者的死亡率仅有0.1％。大流感过后，美国人的预期平均寿命由原来的51岁降到了39岁，足足减少了12岁。全世界的死亡人数达到了两千万人以上，甚至有人认为达到了四五千万人之多，这一数字实在令人震惊。比较起来，第一次世界大战中，战死人数为920万人，总死亡人数为1500万人；第二次世界大战的战死人数为1590万人。历史学家克罗斯比说，无论1918年大流感的确切死亡数字是多少，有一点是毋庸置疑的："病毒在这么短的时间里，杀死的人数超过了人类历史上的任何一种疾病。"

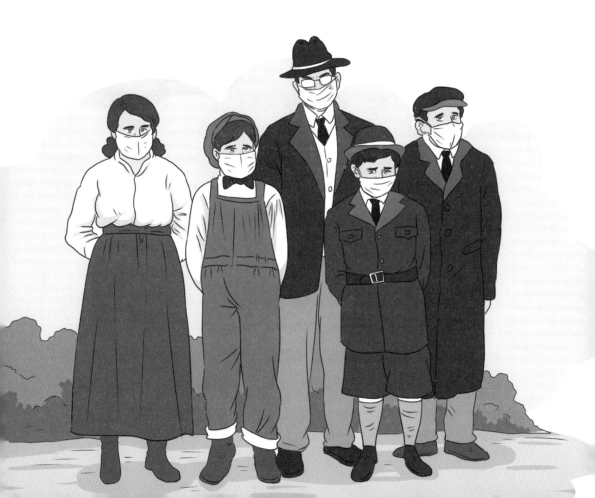

追寻流感元凶

从1918年的那场大流感至今，时间已经过去了一百多年。可是，到现在这场流感还是充满了谜团。

第一个疑问是：流感是从哪里来的？那场杀死了全世界那么多人的流感病毒，看起来好像是从天而降的，因为找不到传播流感的最重要的环节——传染源，而大量用来解释流感如何发生的故事和神话，对于研究流感的专家来说，又都显得那么荒诞无稽。据史料记载，这场流感最先在美国国内暴发并扩散，后来向全世界传播。其中有一种解释流传最广，就是说堪萨斯芬斯顿军营焚烧马粪产生的大量黑烟，使得流感大肆流行。可对流感专家而言，这种解释过于牵强。他们认为，流感病毒不可能以这种方式传播。因为流感病毒本身是十分脆弱的，离开动物活体后就会死去，所以，没有理由相信烟尘的飘散能够传播流感。

第二个疑问是：为什么1918年大流感最容易侵袭20岁到50岁的人，而放过老人和小孩呢？这个问题使许多病毒学家感到十分迷惑。有的科学家认为，生活在1918年而对1918年大流感具有特殊免疫力的人，很可能在此之前已经经历过另一种不同的流感病毒侵袭，从而产生了抗体。但也有人认为，或许病毒本身并不那么致命，而是病毒激起的体内抗体的过激反应，使大量白细胞和体液涌向肺部，从而导致了患者的死亡。如果真的是这样，也会造成身体健康、免疫系统良好的青壮年大批死亡。可这些说法都还不能系统地回答这个问题。

寻找这次流感的源头，就成了问题的关键。可这并不是一件简单的事。直到20世纪30年代，人类才分离出了流感病毒。在20世纪50年代，为了得到可供研究的病原体，美国曾经组织了考察队远赴阿拉斯加，挖掘出死于1918年大流感的病人的尸体。遗憾的是，那些埋葬在永久冻土带的尸体因为解冻而腐烂，从而失去了研究价值。

直到1997年，美国军事病理研究所的病理学家杰弗里·陶本伯格领导的一个研究小组第一次找到造成"西班牙流感"的感冒病毒的核糖核酸（RNA）基因片段。

美国军事病理研究所保留着近一百年来病人的组织样本，包括一些浸泡在福尔马林中的"西班牙流感"病人的肺部组织。在28份1918年的样本中，只有一位21岁士兵的肺部样本完全符合当时致命流感的状况。正是在这份标本中，陶本伯格用逆转录聚合酶链反应的方法，找出了九段当年流感病毒的RNA"碎片"。

比起脱氧核糖核酸（DNA）来，RNA更容易分解，但是，陶本伯格发现的RNA片段已经能够提供一些"西班牙流感"病毒的线索了。这九段RNA片段分别从属于五个不同的基因。通过比较，陶本伯格发现造成1918年大流感

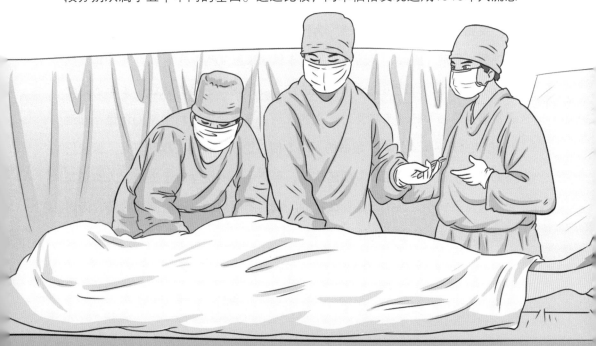

的病毒与猪流感有相似之处。而此前占上风的观点是，这次大流感的病原体很可能是一种禽流感。

在陶本伯格所做的研究取得突破的基础上，澳大利亚科学家马克·吉布斯在2001年有了进一步的发现。吉布斯把1918年流感病毒中负责制造血凝素（HA）的基因与另外30种类似的猪流感、禽流感、人类流感病毒中的相同基因进行了对比，结果发现一个十分有趣的现象：在这个基因的前面和后面的部分都是人类流感病毒的编码，而在基因的中间那一段，则是猪流感病毒的编码。吉布斯据此认为，造成1918年全球大流感的原因，

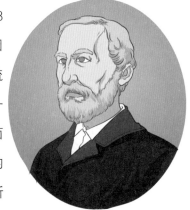

马克·吉布斯

就是猪流感病毒的一段编码"跳"到人类流感病毒的RNA中来。

可是，还有很多科学家认为，吉布斯发现的证据并不充分。他们认为，这种人类流感病毒的血凝素基因和猪流感病毒的血凝素基因相"混合"（用科学的术语来说叫"重组"）的可能性并不大。陶本伯格也认为，吉布斯是"错误地理解"了他的数据。

要完全明了"西班牙流感"为何如此凶恶，可能还需要测出它的全基因组序列。目前，美国、英国等地的一些科学家正试图挖开更多的1918年流感病死者的坟墓，继续追踪这个恶魔的踪迹。用陶本伯格的话说，多年前这个恶贯满盈的凶手还从未接受过正义的审判。直到今天，科学家们还是不知道1918年的流感病毒是怎么致命的。陶本伯格说："我们有权利怀疑，但我们不知道杀手作案的真相。"他还认为，尽管今天的医学有了进步，人类还是无法预言下一个流感病毒是什么样的。我们所能做的，唯有高度警惕，随时准备着去迎接新病毒的挑战。

流感的防治

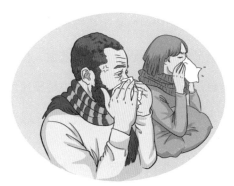

在日常生活中很多人都无法区分普通的感冒和流感有什么区别，认为它们基本上是同一种疾病。其实流感和普通感冒还是存在明显的差别的，如果没有区分开来正确治疗，容易导致疾病继续发展，甚至出现病情加重的情况。那么，应该如何区分流感和普通感冒呢？

① 发病症状不同

流感潜伏期大约1~3天，起病大多急骤，开始表现为怕冷、发热，体温可高达39℃~40℃，头痛、咽干咽痛、全身肌肉酸痛、四肢无力；普通感冒潜伏期大约1天，起病不急，开始表现为清水样鼻涕，2~3天后鼻涕变稠，伴有咽痛，一般无发热或低热（且发热不会超过39℃）、头痛，症状主要为打喷嚏、鼻塞、流鼻涕、咽部干痒。

② 发病速度差异

普通感冒和流感相比，流感的发病比较迅速，因为病毒入侵之后容易引发各种不良症状，因此，可能短时间内就会有多种不良反应出现。而普通感冒的起病速度比较缓慢，最开始会感觉到咽喉有不适感，没有其他多种不良症状，随着病情的发展会慢慢有其他不良反应的出现。相比流感来说，普通感冒起病速度要缓慢许多。

③ 治疗难度不同

流感相比感冒来说治疗的难度要大一些，因为普通感冒如果没有细菌感染的情况，一般五到七天就会痊愈，抵抗力较强的人可能患病之后不需要治疗都会自行痊愈。流感发展过程中传染速度非常快，病程比较长，可能发热三到五天之后才出现咳嗽症状，因此，流感治疗的时间要长一些。

④ 传染性不同

普通感冒和流感差别明显，流感传染性很强，具备聚集性。如果总是在人群密集的地方活动，有几个人出现了流感，其他人患病的可能性会非常高。因此，幼儿园、学校、家庭中都比较容易暴发流感。普通感冒传染性比较弱，不容易出现暴发性传染的情况。

⑤ 治疗方法不同

普通感冒和流感的治疗方法不一样，在治疗过程中使用的药物类型，治疗方法均有所不同。流感首先要隔离患者，保持房间通风，防止病毒传染；其次在医生指导下，早期使用抗流感病毒药物治疗，如板蓝根、金刚烷胺以及奥司他韦等；最后保证休息时间，多喝水，饮食方面要易于消化。而普通感冒对于身体免疫力较强的人来说可以不吃药物就能缓解，主要依靠人体免疫系统进行恢复，需要特别注意休息、多补充水分、饮食清淡。

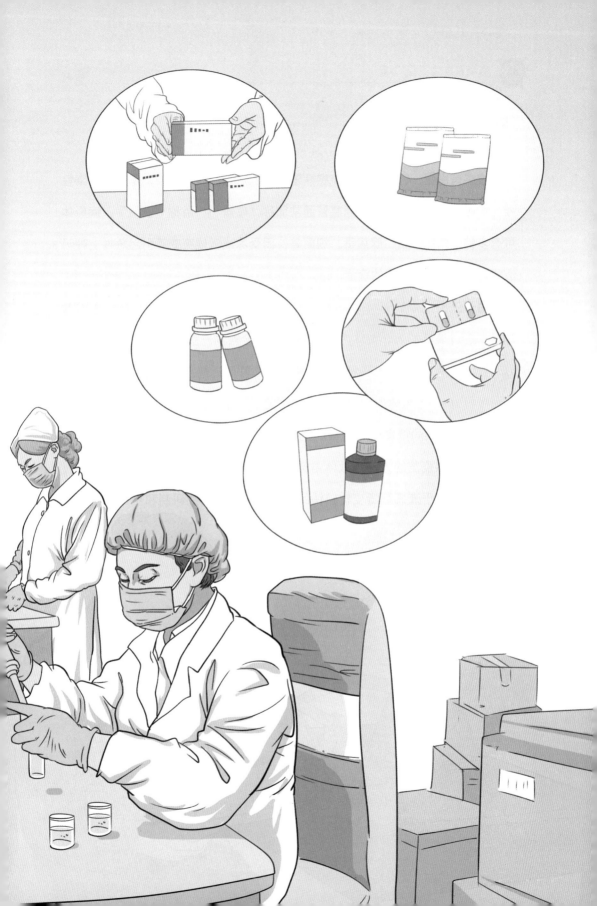

6 两者病原体不同

流感是由甲、乙、丙三型流感病毒引起的急性呼吸道感染，是一种传染性强、传播速度快的疾病；普通感冒通常简称"感冒"，俗称"伤风"，病原体可有多种，如鼻病毒、腺病毒、细菌等，因受凉或气候突变等引起急性上呼吸道病毒感染是最为常见的病症。

由于流感迄今尚无特效药物治疗，预防就成为人们关注的热点。大家都知道，患过流感的人，其体内会产生抗体，会对同一型的流感病毒产生免疫力，可以维持1~2年，这种特异性免疫是依靠呼吸道局部的分泌型抗体免疫球蛋白A（LgA）与人体血液中的中和抗体免疫球蛋白G（LgG）、免疫球蛋白M（LgM），共同抵御流感病毒。无论是患过还是没患过流感的人，都可以采用注射流感疫苗的方法刺激体内产生抗体，以对付某种特定病毒引起的流感。但是，由于流感病毒变化较快的特点，致使疫苗的研制和生产也面临着严峻挑战。

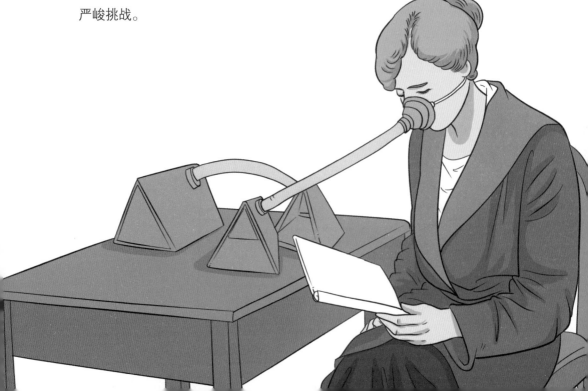

世界卫生组织（WHO）在世界各地建立了4个流感中心和110个流感监测点，其中有7个监测点建在我国，比如我国的广东省疾病预防控制中心是"世界卫生组织全球疫情警报和反应网络"项目重要成员单位。每年世界卫生组织都要对从这些监测点获得的流行病学资料和分离的优势毒株情况进行分析，同时预测未来一年全球可能会有什么样的流感病毒兴风作浪，并向全球做出通报，各国的医学和药物研究单位、医药生产厂家也据此确定下一个流感高峰应当生产什么样的疫苗。

注射流感疫苗是防治流感的有效方法，尤其是有严重并发症危险的高危人群，比如，60岁以上老年患者、慢性心脏病患者、肺部疾病患者（包括哮喘病患者）、慢性肾功能衰竭患者、糖尿病患者、免疫功能低下患者、镰状细胞贫血患者、HIV阳性患者、孕妇等。另外，儿童、青少年、医务人员、出租车司机、民航和铁路工作人员、教师、银行工作者、商场和餐业服务人员、社交活动较多者、学生（尤其是应考生）、运动员、频繁出差者、集体

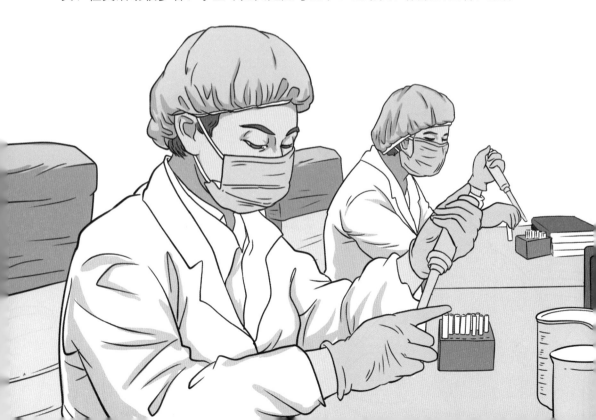

食宿的人群也是流感的易感人群，也需要注射流感疫苗。

每人每年只需注射一次流感疫苗，接种后7～15天产生抗体，并在体内延续一年，一年内基本上能免除或降低流感对身体的危害。

在接种流感疫苗时，应当注意疫苗是否为当年疫苗，否则难以达到预防效果。另外，对鸡蛋过敏的人应禁止接种，发热、急性病及慢性病活动期者应推迟接种。

目前，国内外一些研究人员正在开发更为有效的疫苗，其中核酸疫苗（nucleic acid vaccine）就是一种被看好的选择。因为核酸疫苗容易快速制备，在流感暴发或大流行时可有效抗击流感。

近期媒体报道，澳大利亚弗林德斯大学的研究团队以人工智能（AI）研制出一种名为"涡轮增压"的流感疫苗，这种疫苗可以刺激人体免疫系统产生比普通疫苗更多的抗流感病毒抗体。团队首席专家、弗林德斯大学医学教授尼古拉·彼得罗夫斯基称，这是全球首个进入人体试验阶段的使用人工智能（AI）技术研制的流感疫苗。

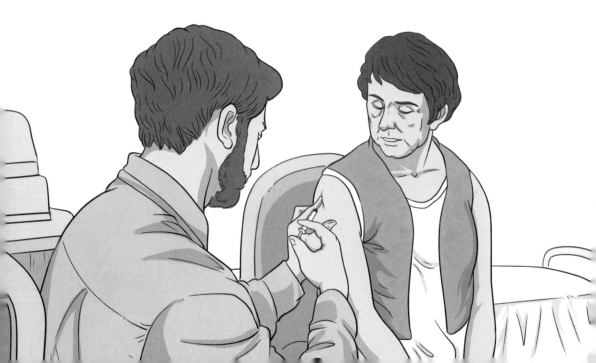

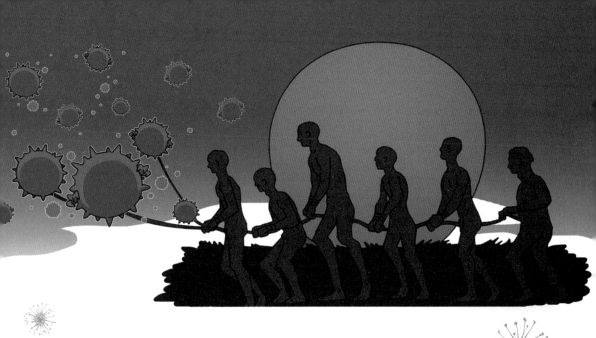

五　蚊子带来的瘟疫——黄热病

　　黄热病有记载的历史在人间流行已有几百年，流行地区曾覆盖南美、北美、非洲及欧洲，对人类造成了极大的危害。1907年，黄热病继天花、鼠疫、霍乱后被当时《国际卫生公约》列为国际检疫传染病。

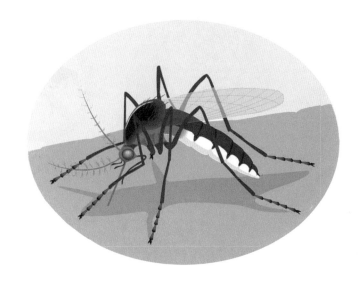

黄热病肆虐

　　黄热病是由黄热病病毒所致的急性传染病，是第一个被发现的人类急性病毒性传染病，也是第一个被证实是由蚊类媒介传播的疾病。临床表现差别悬殊，轻型仅有发热、头痛、肌痛、恶心、轻度蛋白尿等；重型除发热外，可有黄疸、出血、明显蛋白尿，且可并发细菌性败血症、肺炎、心率不齐、心衰等。病死率一般为2%至5%，重型可达50%。由于黄热病的死亡率高及传染性强，已纳入世界卫生组织规定之检疫传染病之一。

　　1648年，美洲的尤卡坦半岛首次证实黄热病的流行。后此病被带到欧洲及北美，在差不多两个世纪内，黄热病成为美、非、欧三大洲一些地方最严重的瘟疫之一，造成大量人员死亡。1664年，黄热病在圣露西亚再次暴发，一处有1500名士兵的要塞仅有89人幸存。

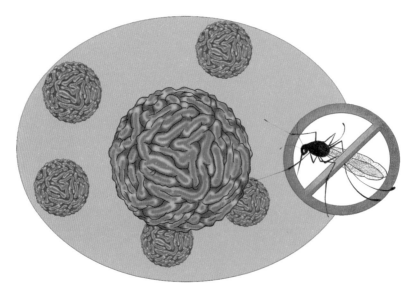

黄热病毒

17至19世纪，该病通过交通运输、人员流动传入北美和欧洲后，成为美洲、非洲及欧洲部分地区最严重的传染病之一，曾造成人员大量死亡及部分社会活动瘫痪。

　　1741年，英国27000名士兵攻打哥伦比亚，因20000人感染黄热病而溃不成军。1762年，英国殖民军侵略古巴，15000名士兵中有8000人死于黄热病。1793年，美国费城黄热病大流行，全市五分之一的人口死于黄热病，导致社会完全混乱。其后，疫情沿密西西比河深入北美中心地带，美国至少有50万人罹患此病。1800年，西班牙发生黄热病，至少有6万人死亡。1851年，巴西首都里约热内卢因黄热病至少死亡23000人，巴拿马运河开凿第一期工程中曾因黄热病严重流行而迫使工程停顿。1826年，英国殖民者入侵非洲时发生黄热病，535名殖民军在两个月中死亡115人。1940年以前，黄热病在非洲流行，不断造成人员大量死亡。1959年，扎伊尔和苏丹相继出现暴发流行。1960年至1962年，埃塞俄比亚发生严重大流行，100万人口中约有百分之十的人感染此病，其中3万人死亡。

　　黄热病对殖民者尤其不友好。西非之所以被称为"白人的坟墓"，很大程度上要归之于黄热病。

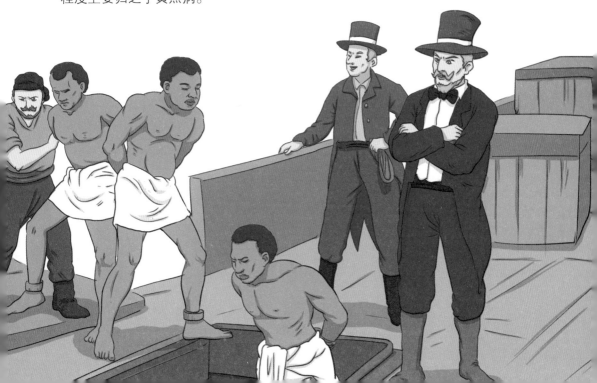

近代，由于殖民者贩卖黑人的活动猖獗，携带病毒的黑人频频被运往美洲。这样一来，那些对黄热病毫无所知的白人、印第安人和亚洲移民便很快被感染，最为严重的一次是美国当时的首都费城整个社会陷入全面混乱，医院挤满了前来就诊的市民。恰在这个时候，法国控制的海地暴发了黑奴起义。愤怒的拿破仑听到消息后立即决定派遣军队前去镇压。出乎意料的是拿破仑的精锐部队却在多米尼加感染黄热病，而导致27000名士兵丧生，就连法军统帅也难逃厄运。摸不着头脑的拿破仑回天乏术，最后不得不忍痛把法国占领的路易斯安那卖给了美国。

20世纪60年代以来，非洲和南美洲的黄热病暴发一直未曾中断。每年向世界卫生组织报告的病例数波动在近百例至数千例不等。

1987年至1991年间，黄热病在尼日利亚流行，几十万人受到感染。

2012年11月1日，位于苏丹西部的中达尔富尔州和南达尔富尔州有47名公民感染黄热病死亡，苏丹黄热病患者已超过92例。至2012年11月5日，苏丹达尔富尔地区黄热病疫情，疑似病例达到194例，其中包括67例死亡病例，死亡率为34.5%。

然而，目前黄热病流行国家报告资料反映的流行情况，可能只是冰山之一角。世界卫生组织专家在调查后指出，近十余年来非洲的黄热病正在引人注目地传播，由于卫生设施不足或者误诊等原因，黄热病例漏报严重。据估

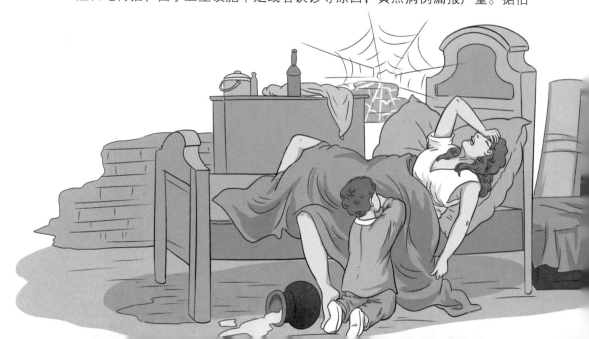

计，仅非洲大陆33个黄热病地方性流行区国家每年的病例数应有20余万。

近年来，欧美等非黄热病流行区人员赴黄热病疫区或流行区而感染黄热病并死亡的病例时有报道。总之，由于目前非洲、南美洲黄热病传播再趋活跃，加上当今世界间交往的频繁及交通工具的便捷，黄热病的人传人现象以及赴流行区感染黄热病的危险性均在加大。

令人吃惊的罪魁祸首

世界上有许多伟大的医学科学家，通过大量的调查研究获得了卓越的成就。为了确认黄热病的病原体，科学界同样付出了相当大的代价。

1899年，古巴暴发了一场黄热病，死去了成千上万的人，连驻古巴的

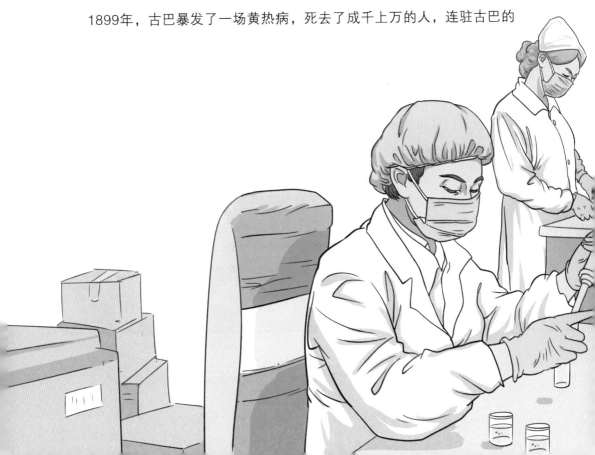

美国指挥官也在绝望中召唤瓦尔特·里德医生前去救援。里德带领三名医生去了古巴，其中一位是细菌学专家杰西·拉古尔博士。一到古巴，他们就马上投入到调查研究工作。对陆军新建"黄热病"委员会的领导人里德来说，由于多少天的研究仍未获得什么成果，确实有点坐卧不宁。摆在他眼前的是大批死亡的人，甚至"黄热病"就要降临到他的头上，但他却不

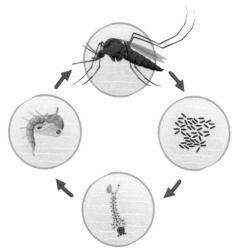

顾一切地在病人和病死的尸体中进行不断的考察研究。他了解到古巴医生卡洛斯·芬莱曾提出过黄热病是由蚊子传染的，但这种说法当时并没有引起人们的注意。里德决心要进行实验，研究这种说法是否准确。

小·拓展

　　瓦尔特·里德（1851年—1902年），美国军医。里德1851年9月13日出生于弗吉尼亚州的格洛斯特县。1870年毕业于贝尔维尤医学院。1875年以中尉军衔加入美国陆军医务队担任助理军医。1893年晋升少校军医，任华盛顿医学院的病理学和细菌学教授。1898年任伤寒起源调查委员会主席，后领导一个黄热病调查小组证明了卡洛斯·芬莱关于黄热病是通过一种被叫作带纹覆蚊的蚊子（后被称作埃及伊蚊）传播的理论（1900年6月—1901年2月），并在古巴和巴拿马帮助军队根除黄热病。1901年2月返回华盛顿，1902年11月22日卒于急性阑尾炎。

里德搜集了一些蚊卵，培殖出几百只蚊子，把它们先放进医院去叮咬黄热病人，然后再让这些蚊子叮咬研究组的一些成员，果然有两个人得了黄热病。当然，里德医生身体力行，自己也是这个实验的对象。为了证实黄热病到底是否为蚊子传染，他和研究组成员们盖着黄热病死者的毯子，穿着死者的衣服睡觉。但是他把房间所有的窗户都用纱布隔起来，不准放进一个蚊子。经过几个夜晚的试验，结果没有一个人得黄热病。因此，里德医生向上级报告说："传染黄热病的不是别的，正是咬过患黄热病人的蚊子。"随后灭蚊行动马上展开，古巴岛上的黄热病很快就被消灭了。

令人痛惜的是，被誉为"国宝"的日本细菌学家野口英世不顾高龄，亲自到非洲考察"黄热病"，不幸感染此病身亡。

野口英世先生出生在磐梯山麓一个贫苦的农民家庭。童年时，因不慎跌入地炉使左手烧伤致残。后来，在全校师生的资助下接受了手术治疗，野口英世深受感动，从此励志学医。1900年，野口先生只身赴美深造，在此期间，他整理了一份关于蛇毒的研究报告，惊动了美国医学界，之后他在研究血清学、小儿麻痹、防治梅毒等方面都取得显著的成绩，在美国菲勒医学研究所等地取得了大量的研究成果，驰名世界。

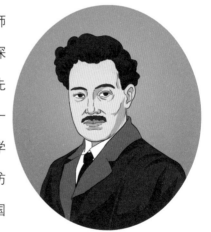

野口英世

野口英世先生在非洲研究"黄热病"时，由于感染上病毒，于1928年5月21日去世。6月15日，其遗体运回美国纽约市北郊的一处墓地埋葬。野口英世先生的墓碑上写着："他毕生致力于科学，他为人类而生，为人类而死。"野口英世先生在日本受到了极高的尊重，在他的诞生地专门建造了野口英世纪念馆，展示了他所使用过的研究器具以及当时的照片、和母亲交流的信件等。许多日本人，特别是青少年，纷纷从日本各地赶来参观野口英世纪念馆，将其作为学习的楷模。

长期以来，众多科学家奋不顾身地进行科研，终于取得了成果。1927年，科学家发现了黄热病病毒的动物携带者：卷尾猴和猕猴。从此不再使用人体试验来寻找疫苗了。大约在同一时间，医学家认识到黄热病属于热带非洲的传染病，存在于那里的猴子身上。所以，远离发源地的加勒比海黄热病，极有可能是借由奴隶船出口到西印度群岛的。

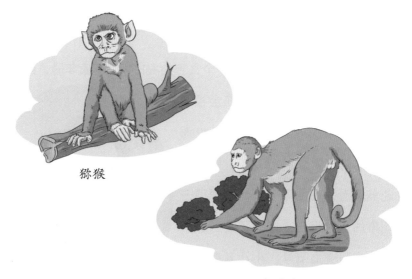

猕猴

卷尾猴

1930年，南非病毒学家马克斯·泰勒尔发现小白鼠也能被黄热病病毒感染，因为小白鼠价格低廉、数目众多，这让黄热病的研究越发容易。通过小白鼠实验，泰勒尔发现黄热病病毒经过多次感染动物后，毒性会降低。这个发现让泰勒尔找到了研发黄热病疫苗的方法。经过七年的努力，致命的毒株最终演变成安全无毒的黄热病疫苗——17D疫苗，成功地终结了黄热病作为主要传染病的历史。泰勒尔也凭借疫苗研制方法，摘得1951年的诺贝尔医学奖。

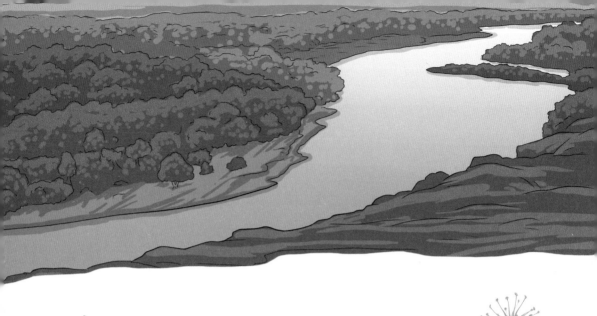

六 "死亡病毒"——埃博拉

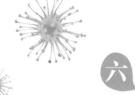

　　"埃博拉"是非洲刚果（金）北部的一条河流的名字。1976年，一种不知名的病毒光顾那里，疯狂地虐杀"埃博拉"河沿岸55个村庄的百姓，致使生灵涂炭，有的家庭甚至无一幸免，"埃博拉病毒"也因此而得名。"埃博拉"病毒的死亡率在50%～90%之间，是迄今为止所发现的致死率最高的一种病毒。

　　因此，"埃博拉"病毒被列为生物安全第四级病毒（最危险级别），同时也被视为生物恐怖主义的工具之一。

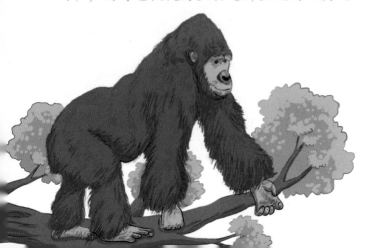

"夺命发烧"

2000年10月14日这一天，在东非乌干达北部最贫穷最偏僻的古卢区"拉科尔医院"特护病房内，一直照顾"夺命发烧"病人而受感染的三名实习女护士正在病床上挣扎。随着病人痛苦的呻吟，一团团污血顺着眼睛、鼻子、耳朵、嘴巴、肛门往外涌，主治医生急得团团乱转。院长卢克维亚多次打电话给卫生部，但乌干达卫生当局还没有意识到疫情的严重，反应十分迟钝。然而医生向他报告说"当病人就像在你眼前融化了一样"时，院长才知道古卢区现在流行的绝非是普普通通的感冒发烧，而是一种从未见过甚至从未听说过的致命神秘瘟疫。

姗姗来迟的专家小组正好看到了三名实习女护士最后死亡的恐怖情景，其中一名专家震惊得连手中的器械都掉在地上，发出"当"的一声巨响。这位曾经看过刚果埃博拉病人的专家一路上都在担心古卢区的怪病，怀疑这就是埃博拉。很快，猜测得到了证实：所谓的"夺命发烧"正是令人恐怖的埃博拉病毒！乌干达卫生部部长克里普斯随后向乌干达和驻该国的世界媒体证实说，实验室检验的结果证明了这种可怕的病毒，流行在古卢地区的可怕病症正是埃博拉病毒稍稍变种导致的结果！

眼睛、嘴、鼻子和肛门大量出血，全身皮肤毛孔浸满污血，这正是埃博拉病毒发作时的典型特征。

埃博拉病毒对人体的侵袭过程更是令人毛骨悚然。一般情况下，埃博拉总是防不胜防。在躲开人体的免疫抵抗

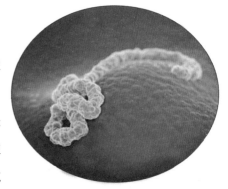

埃博拉病毒

后，埃博拉病毒在除了骨头和骨骼的肌肉外，对人体任何其他组织或器官都一视同仁地加以侵蚀，像扫荡一样。当病毒将自身复制到宿主的血细胞中，血细胞便开始死亡并凝结在一起。凝块堵塞血管，切断全身的血液供应，感染的器官开始出现死片。病毒蛋白质以特有的凶残攻击胶原，这是固定器官的连结组织中主要的蛋白质。当胶原变成浆状物时，器官表面开始出现孔洞，血从孔洞中倾泻而出。皮肤下面出现血斑，液化的死皮在表面形成水疱。在这个阶段，所有的孔窍都会渗血，同时皮肤和肌肉的表面隔膜开始炸裂。

这个稀奇古怪令人难以想象的过程一直持续到病毒成指数地繁殖，毁坏内脏使之完全失去作用以致宿主死亡为止。当这种事发生时，已死或部分已死的器官开始液化。像血液、粪便和呕吐物这样的流体，一点一滴中都充满了上百万的病毒。

在身体内部，心脏开始渗血，渗入周围的空腔。肝脏肿大、裂开，然后化脓腐烂；肾脏失灵，塞满了死细胞和血块。死的、凝结的血细胞比比皆是，包括大脑，妨碍了供氧，最终导致痴呆和严重的癫痫发作。同时，病毒摧毁剩余

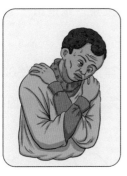 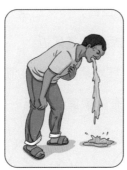 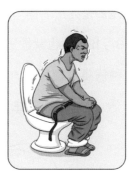

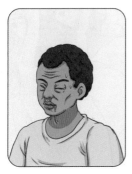 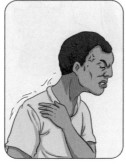 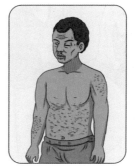

血液的凝结能力，以致大出血不受抑制地继续。活的死的血液随同死组织及脱落的黏膜，包括胃、口腔和肠道的黏膜，经过呕吐和腹泻抛出体外。崩溃的血管和肠子不再固定在一起，而是像流体一般涌入体腔。虽然在体液中漂浮着，但组织自身是脱水的，无法执行其功能，于是病人开始死亡。

埃博拉感染者的病死率高得惊人，最高可达90%！

埃博拉病毒的首次公开亮相是1976年9月在扎伊尔北部巴姆巴地区的雅布库村庄。埃博拉出血热的第一例死者是马波罗·洛克拉，传教团的学校教师，他死于9月8日。不明白是什么导致洛克拉的发烧、带血腹泻、呕吐、牙床和鼻眼渗血，修女医院的护士们急忙给他注射了抗生素、氯醛和维他命，静脉注射电解液治疗他的脱水。以后的几天，曾在医院看过病的一些人也在自己的村庄中死去，显示出同样可怕的症状。在马波罗·洛克拉的葬礼后不久，他的母亲、妻子和岳母也相继病倒。

他的家人、朋友总共有21人死亡，只有3人幸存，包括他的妻子，但她怀的婴儿却是死产。同年9月12日，修女比塔开始发烧，她是第一个染病的修女，9月19日，也就是一周后，比塔病逝。

这种病毒迅速蔓延，疯狂地屠杀埃博拉河沿岸的村民，致使600多人感染发病，400多人丧生，有的家庭甚至无一幸免。埃博拉病毒因此而得

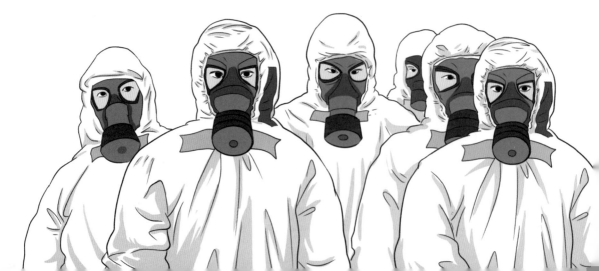

名。1979年，埃博拉病毒又"越境"突袭苏丹，导致284人发病，150多人死亡。此后，在扎伊尔、苏丹、肯尼亚、加蓬、科特迪瓦等地均有散发病例或小范围暴发流行。

1989年10月4日，美国黑泽尔顿研究制品公司收到了从菲律宾发来的一百只野生猴子。这批货的发运方是费莱特养殖场，一家离马尼拉不远的猴类动物批发机构。猴子捕自棉兰老岛近海岸的热带雨林，用小船送到费莱特养殖场，塞进称之为"群笼"的大型铁笼，公猴时常打斗流血，甚至杀死对手。接下来，猴子被装进木箱，用特别改装的货机空运至阿姆斯特丹，然后转运到纽约。到达肯尼迪国际机场后，再用卡车沿东海岸公路送到雷斯顿猴舍。

这一批送来的是食蟹猴，这个物种栖息在东南亚的河流沿岸和红树林沼泽地带。食蟹猴分布广泛，价格低廉，容易捕捉，因此是常见的实验动物。

在10月4日送达的那批猴子中，有两只死在了箱子里。这并不稀奇，因为猴子会在运输途中死亡。令人不安的是，不到一个月又有29只猴子死亡。随着猴子死亡相继增加，科研人员渐渐逼近真相：猴子感染了一种未知的病毒。在大量研究后，他们认为这是埃博拉病毒。随后，美军出动将大楼封

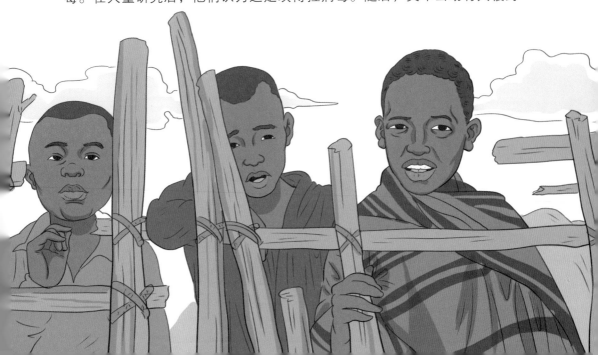

锁，所有动物被处死。幸运的是，在目前已知的五种埃博拉病毒中，这种雷斯顿型埃博拉病毒只感染灵长类动物，让人类逃过一劫。

1996年2月5日到6日在加蓬一个农村暴发的埃博拉，最初的感染病例与接触黑猩猩有关。在13名死者中有12名已确认与死黑猩猩血液有过直接接触。死者中有一名是6个月的婴儿，家里另一个儿童也因发热住院，其父母都是最早的患者。据统计，1996年2月至1997年1月在加蓬发病60例，死亡45例，病死率75%。

2000年8月，令人类闻之色变的非洲神秘病毒埃博拉再度现身乌干达，到10月19日发病94例，死亡39例。这种可怕病毒渐渐呈大规模传染之势，引起国际卫生组织警惕。世界卫生组织和各国政府于17日紧急调派专家和护理人员飞赴乌干达疫区，对病人和感染者实施隔离治疗，并且派出军队强行封锁疫区，禁止该地区任何人离开。突如其来的疫情在东非各国造成了极大的恐慌，非洲东部经历着真真切切的一级恐怖。

2002年1月，加蓬共和国再次暴发埃博拉病毒，1月17日加蓬的最新统计数字显示，埃博拉感染病例已达33人，其中24人已经死亡，致死率高达72%，而

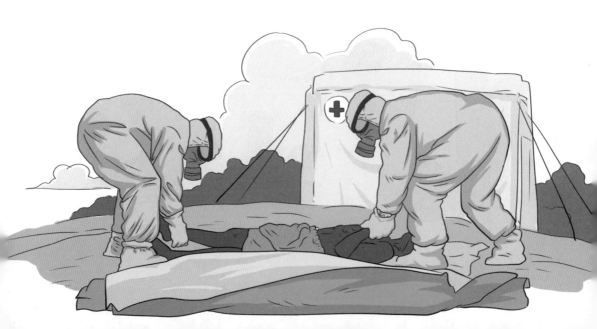

且不断有人死亡。迄今为止，可怕的病毒在加蓬共和国发作的次数丝毫没有减少的迹象。

从2014年2月开始，暴发于西非几内亚、利比里亚、塞拉利昂等国家的埃博拉疫情，是埃博拉病毒被发现后近四十年来最广泛、最复杂和最严重的一次大暴发。当时这三个疫情最严重的西非国家的卫生系统都非常脆弱，几乎没有钱投在医疗卫生方面。在暴发初期，大部分关于埃博拉的防治信息通过主流媒体发布，如电视和广播，那些居住在贫困地区的人们几乎无法接触到网络、电视或广播，而埃博拉已经扩散到了塞拉利昂几乎所有的地区。识字率低、获取信息难、防控运动开展慢，导致与埃博拉相关的谣言更加泛滥。埃博拉没有经临床证实的有效疗法，但是各种所谓的民间秘方却传播得飞快。人们居然相信热水和盐可以控制埃博拉，热巧克力、咖啡加生洋葱能够杀死病毒，还有人倡导信仰疗法。

塞拉利昂已有的卫生系统非常简陋，没有有效的监控系统，而监控系统对埃博拉的防治至关重要。以曾暴发过四次埃博拉疫情的乌干达为例，由于其拥

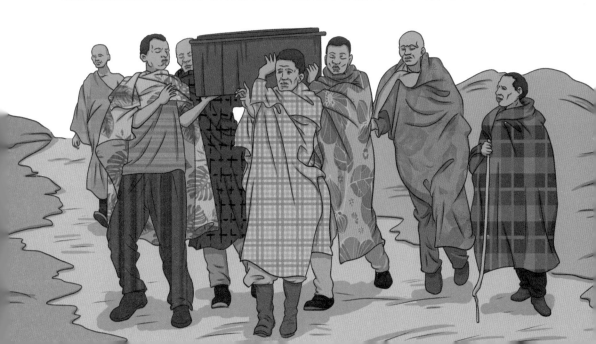

有完善的疾病监控系统，疑似病例能够迅速检测并上报，相关信息也会通过监控网络以最快速度传播到全国，这样预防措施和公共卫生系统可以立即启动。只要确诊一例埃博拉病例，公共卫生官员马上就会通过一切传播渠道，铺天盖地地宣传如何保护自身安全。民众会因为害怕感染而不敢离开自己的房子，遇到疑似病例会立即上报给监督部门。这也是乌干达四次成功扑灭埃博拉的原因之一，在这四次疫情中，有的甚至发生在人口密集的市区。

此次埃博拉疫情直到2014年8月，世界卫生组织才宣布进入公共卫生紧急状态——距离第一起跨国传播已经过去了5个月。这次疫情也暴露了全球传染病防控系统在应对疫情变化和准备上的一些问题。在唤起社会对疾病的重视方面，塞拉利昂的反应显然有些迟缓。

2014年7月29日，塞拉利昂卫生部门确认，领导塞拉利昂对抗有史以来最严重一次埃博拉疫情的医生于当地时间7月29日因感染埃博拉病毒逝世，年仅39岁。舍克·汗（Sheik Umar Khan）亲自救治了一百余名患者，在他逝世之前，已经有数十名当地医疗工作者牺牲。舍克·汗被塞拉利昂卫生部称为"国家英雄"时，距离被感染还不到一星期。这对于塞拉利昂来说是巨大的、无可弥补的损失，他是全国唯一一位专攻病毒性出血热的专家。

塞拉利昂总统欧内斯特·巴伊·科罗马7月30日晚宣布，塞拉利昂进入公共卫生紧急状态，隔离疫情中心区、取消政府官员出访活动。而利比里亚宣布所有学校停课，政府雇工休假。利比里亚总统埃伦·约翰逊－瑟利夫7月31日警告说，埃博拉危机正在"接近于一场大灾难"，请求国际社会提供更多援助。这名女总统接受美国有线电视新闻网采访时说，看到越来越多人死亡，利比里亚人意识到埃博拉病毒的致命性，开始陷入恐慌。

2014年8月1日，世界卫生组织代表和正遭受埃博拉疫情侵袭的西非地区国家首脑在几内亚首都科纳克里召开会议，准备启动一项1亿美元的紧急应对埃博拉计划。世卫组织说，几内亚、塞拉利昂和利比里亚将组织一支"数百人的"医疗人员队伍，协助抗击埃博拉疫情。这项计划将加强预防和侦测疑似感染病例，促进西非国家边界监督，增援世卫组织设在几内亚的地区疫情暴发协调中心。科纳克里会议是西非国家自当年2月发现埃博拉疫情以来首次召开的地区首脑会议，目的正是全力应对埃博拉危机。

2014年8月4日世界卫生组织通报说，截至8月1日，几内亚、利比里亚、塞拉利昂和尼日利亚共计报告埃博拉病毒造成的累计病例数达1603例，其中887例死亡。几内亚的死亡病例最多，有358名患者不治。该国的病例数有485例，显示死亡率较高。塞拉利昂是病例人数最多的国家，目前发现646例，其中273人死亡。

非洲人口第一大国尼日利亚的埃博拉疫情较受外界关注。2014年7月，尼日利亚出现首宗输入型埃博拉病毒确认病例，患者于7月25日在拉各斯市死亡。26日，尼日利亚政府宣布将尼日利亚传染病警戒提升至红色级别，并要求所有海陆空口岸实施埃博拉病毒监测，采取相应的卫生检验检疫措施。8月4日，尼日利亚卫生部长丘库在首都阿布贾召开记者发布会宣布，尼日利亚境内已确诊第二例埃博拉病毒感染者，患者为南部城市拉各斯的一名医生。这名医生是治疗尼日利亚第一例埃博拉感染者的两名医生之一，之后还参加过治疗帕特里克索耶的医疗团队。帕特里克索耶当时40岁，曾担任利比亚财政部顾问。他在7月曾乘坐飞机前往拉各斯，但在到达目的地之前他就开始呕吐腹泻。索耶从利比亚首都蒙罗维亚起飞，并在加纳和多哥停留。尼日利亚卫生部表示，他们发现有70人与帕特里克索耶有联系，已有8人被转移到拉各斯的病房进行隔离。尼日利亚当局迅速采取了一系列预防措施，包括对索耶曾经去过的医院进行隔离，向卫生工作者发放防护服以及对各个机场和港口到达的旅客进行检查。

世界卫生组织表示，埃博拉病毒的蔓延速度很快，甚至超过了人们采取措施控制疫情的速度。同时还警告人们，被感染的人数越多，病毒发生突变的可能性就更大，致命性会更强。埃博拉病毒可透过与患者体液直接接触，或与患者皮肤、黏膜等接触而传染。尽管目前还没有完全治愈埃博拉病毒的可行方法，但是已经有研究表明，在患病初期接受治疗的患者生存的几率较高。感染埃博拉病毒将会导致埃博拉病毒出血热，患者开始会有发烧、虚弱、肌肉疼痛、头痛和咽喉痛症状，然后会有呕吐、腹泻、肝肾功能损伤，最严重者可能发生内部、外部出血。自1976年首次被发现，埃博拉病毒造成三分之二的确诊患者死亡。1994年2月开始的这轮疫情暴发，死亡率为55%。

2014年8月8日，世界卫生组织通报，截至8月6日，几内亚、利比里亚、塞拉利昂和尼日利亚共计报告埃博拉病毒造成的累计病例数达1779例，其中961例死亡。

2014年8月19日，世界卫生组织称，埃博拉病毒已在全球范围内造成1229人死亡，仅在3天内就造成84人死亡。在3天内，受感染的病例增加113例，使得总数达到2240人。利比里亚是疫情蔓延最快的国家，新近增加48个感染病例，与53例死亡病例，使得该国受感染病例达到834人，其中466人死亡。

2014年8月26日，美国加尔维斯顿市德克萨斯大学的科学家表示，最后杀死患者的并不是病毒，而是患者自己的免疫系统。到了病程的最后阶段，患者的血管上会出现细微的泄漏。患者最后实质上会失去血压，体温下降，陷入休克。免疫系统的日常工作是清除感染。但是如果被激活到极限程度或者失去控制，它就会伤害宿主。最极端的的免疫攻击是"细胞因子风暴"。埃博拉病毒感染的最后阶段，细胞因子风暴才是夺命杀手，像禽流感和非典之类的很多病毒都一样，能够触发免疫系统对身体的猛烈攻击。

2014年9月27日，杜伯曼堡的一家隔离中心，医生洛根让诊所内的埃博拉感染者服用了治疗艾滋病的药物拉米夫定，结果15人中13人生还，死亡率从原来的70%下降至13%。

2014年11月26日，美国国家卫生研究院(NIH)宣布，首个埃博拉疫苗已成功通过临床试验，接受疫苗的志愿者均产生了抗体，且未出现严重副作用。2016年12月23日，世界卫生组织宣布，由加拿大公共卫生局研发的疫苗可实现高效防护埃博拉病毒。这是世界上第一种可预防埃博拉出血热的疫苗。

 小·拓展

"第四级病毒"是指在实验室里进行分离、实验微生物组织结构时安全隔离分级的最高等级。

第四级病毒在人类中引发的疾病，在绝大多数情况下是不可救治的。其中最著名、危害最大的病毒要数埃博拉病毒（Ebola）和拉沙病毒（Lassa）。

我们所熟悉的艾滋病病毒等级属于三级，当年让我们心怀恐惧的非典型肺炎（简称"非典"）病毒被定为三级。做"非典"病毒研究在三级实验室就可以，但要做埃博拉活病毒研究就必须在四级实验室里。

埃博拉疫苗诞生记

正如每次科学进步一样，埃博拉疫苗的故事始于一个好想法和一次幸运的突破。

20世纪90年代初，美国耶鲁大学的科学家约翰·杰克·罗斯试图找到一种可以将"水疱性口炎病毒（VSV，一种家畜病毒）"用作疫苗递送系统的方法。VSV可以感染人，但不会引起不适。人体免疫系统对VSV的响应非常迅速，会产生惊人的高水平抗体。

罗斯认为，如果可以将流感或HIV等病毒性病原体基因嵌入VSV，就可以用作埃博拉疫苗的有效主链。其理念是，无害病毒将教会免疫系统识别有害的潜在入侵者。大约六年的时间里，罗斯和学生一直在想办法要把其他病毒基因嵌入VSV。

约翰·杰克·罗斯

1994年，正当罗斯愁眉不展时，听说德国研究人员在狂犬病病毒研究中取得了进展。于是他采用德国的方法，用了几个月时间把改良过的VSV病毒还原了。这为罗斯等研究人员研究VSV打开了一扇新大门。

为了验证免疫是否有效，罗斯团队在VSV中加入了一种流感病毒蛋白，并注射到小鼠体内。中和抗体反应非常快，都超出了图表范围。注射一剂就足以让小鼠完全免疫。

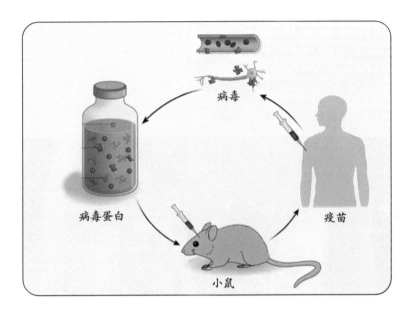

后来，罗斯实验室联合其他实验室又以VSV为实验性疫苗的主链，分别用禽流感、麻疹、SARS、寨卡病毒等病原体做了试验，也都见效了。

可是，埃博拉病毒是世界上最致命的病毒，如果没有高度安全的实验室，就无法开展相关研究。不过罗斯仍然认为，从理论上讲，以VSV为主链的埃博拉疫苗将同样有效。

耶鲁大学为罗斯的VSV结构申请了专利，并授权美国惠氏制药进行研制。

据罗斯估算，他与全球至少100家实验室共享了VSV载体，其中包括德国的马尔堡实验室。

20世纪80年代，科学家汉斯·迪特·克伦克移居马尔堡，领导马尔堡菲利普斯大学病毒学研究所。当时那里还没有开展任何马尔堡病毒或埃博拉病毒方面的研究。克伦克决定要改变现状。他问学生费尔德曼是想继续研究流感，还是转而研究马尔堡等丝状病毒。费尔德曼思考片刻便答应了克伦克，开始了丝状病毒研究。

利用罗斯的VSV载体结构，克伦克的团队将单个埃博拉病毒基因嵌入VSV

主链上进行研究。这种方法的优势是，研究可以在低于埃博拉病毒所需的四级生物安全实验室（BSL4）的条件下进行，而且更安全、更快捷、更便宜。

最初，研究人员用埃博拉病毒的糖蛋白替换了VSV的糖蛋白，后来又用马尔堡病毒的糖蛋白制备了VSV病毒。

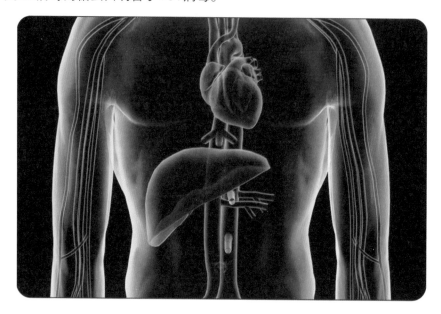

然而，是否可以用这种重组的VSV病毒研发埃博拉或马尔堡疫苗，研究人员意见不一。由于当时克伦克的研究团队没有可以开展动物研究的高级别生物安全实验室，因而也无法验证上述想法。

不过，同一时期大西洋彼岸的加拿大正在新建一所国家级微生物学实验室——温尼伯国家微生物学实验室，其中就包括了可以用来研究埃博拉病毒的四级实验室，费尔德曼恰好受聘带领该实验室的特殊病原体研究团队。1999年，在费尔德曼准备离开德国前往加拿大赴任之时，带上VSV载体结构，以便继续相关研究工作。到了温尼伯实验室后，有一次费尔德曼和朋友汤姆·盖斯伯特听到时任美国国立卫生研究院疫苗研究中心主任加里·纳贝尔就埃博拉病毒发表演讲。纳贝尔认为，埃博拉病毒感染动物和人时，糖蛋白是导致埃博拉病毒高致命性的原因。

盖斯伯特也是埃博拉病毒专家，当时就职于美国陆军传染病医学研究所。他和费尔德曼都认为纳贝尔说得不对，准备用VSV结构来证明这一点。

在温尼伯，费尔德曼的研究团队用含有埃博拉糖蛋白的VSV病毒（rVSV–ZEBOV）感染小鼠。如果纳贝尔的理论正确，那么接触了这种蛋白的小鼠就会出现中毒症状。然而，小鼠安然无恙。作为对照，研究团队决定再用埃博拉病毒直接感染小鼠，看看会发生什么。结果，预先感染rVSV–ZEBOV的小鼠完全免疫，而预先未受感染的小鼠全部死亡。

这基本算是疫苗项目的开始，虽然温尼伯没有马上将其列入重点项目。

在与温尼伯研究团队合作期间，盖斯伯特同意在非人灵长类动物中重复这个小鼠实验。非人灵长类动物被认为是研究人类感染埃博拉病毒的最佳动物模型。

结果与小鼠实验一样：预先感染rVSV–ZEBOV的猴子在本应致命的埃博拉感染中幸存了下来。2005年，《自然医学》发表了该项研究的论文，埃博拉疫苗研究又朝着胜利迈出了坚实的一步。

研究人员突然反应过来，携带埃博拉糖蛋白的重组VSV载体不仅安全，而且可以以此为据研制出有效的埃博拉疫苗。

这一突破着实令人振奋。2008年，费尔德曼离开温尼伯，前往蒙大拿州

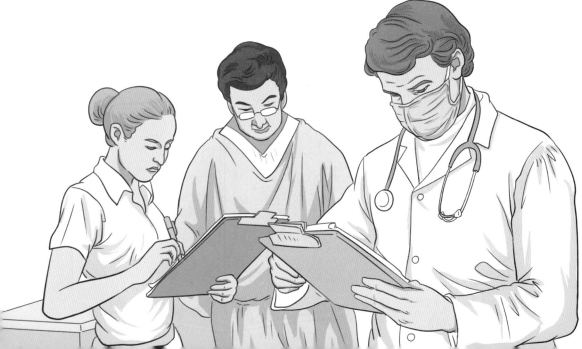

的汉密尔顿，负责美国国立卫生研究院落基山实验室的病毒学研究项目。

2009年3月，一次突如其来的意外却起了关键作用。

一名德国研究人员在进行小鼠实验时，不小心被埃博拉病毒注射器的针头扎到手指。虽然隔着三层手套，手指也未出血，但皮肤已被刺破。

汉堡大学医学中心接收了患者，并联系到美国和加拿大的埃博拉研究人员，希望得到帮助。

当时召集到的埃博拉病毒专家中，既有实验室研究员，又有医务工作者。他们认为，应该给患者注射VSV疫苗。根据以往的动物实验，即使是接触病毒48小时后给药也能极大提高感染者的生还几率。在人类身上能否达到类似效果，尚不清楚，但眼下也别无他法。

加拿大政府同意寄送疫苗，不过这不是人用疫苗，而是实验室用作动物实验的制剂。事故发生大约48小时后，这位尚未公开身份的女性研究人员接种了"疫苗"。

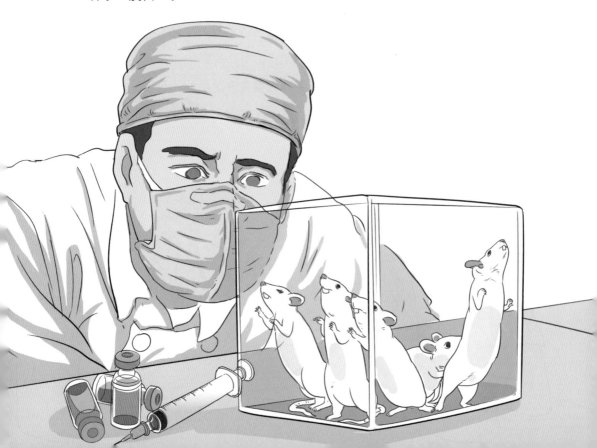

给药后第二天，患者开始发烧。像rVSV–ZEBOV这类活病毒疫苗引起发烧并不少见，其实这就表明免疫系统已激活并发挥作用。不过发烧也可能是患者感染埃博拉病毒后出现的第一个症状。由于无法确定到底是前者还是后者，一直在旁监控研究过程的医生将患者转移到了特建的生物隔离治疗间。

随后几天里，患者的烧渐渐退了，也没有出现明确感染埃博拉病毒的症状。不过，到底是疫苗阻止了感染，还是患者压根就没有感染埃博拉病毒呢？费尔德曼等研究人员更倾向于后者。

重点是，使用rVSV–ZEBOV疫苗不会对身体造成不良影响。这件事后，人们不再纠结在重大紧急情况下能否使用rVSV–ZEBOV了。

再后来，就出现了2014年西非的埃博拉疫情。

西非暴发的这次疫情很可能始于2013年底。就像埃博拉病毒一样，疫情也不动声色地潜伏着。刚开始，人们以为患者只是感染了疟疾或其他疾病。随后，医务人员也出现了感染。最后才确定暴发了埃博拉病毒。

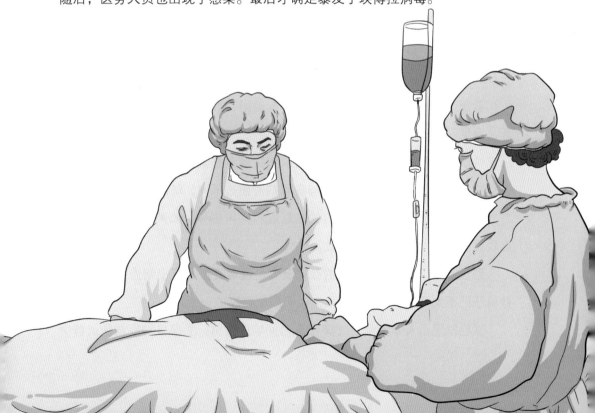

2014年3月23日，世界卫生组织报告称，几内亚东南部暴发的埃博拉疫情"来势汹汹"，已造成49人感染，29人死亡。与此前所有已知埃博拉疫情的传染人数和死亡人数相比，这次传染和死亡比例都超半数。第二天，感染人数和死亡人

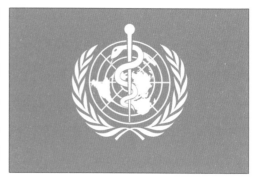

世界卫生组织会徽

数继续增至86人和59人——几乎翻了一倍。

不到一周时间，几内亚的首都科纳克里也有了感染病例，这是埃博拉病毒首次在城市出现。到2014年3月底，邻国利比里亚也出现了疑似病例。

2014年8月8日，世卫组织宣布西非埃博拉疫情为全球公共卫生紧急事件。几天后，加拿大政府宣布将向世卫组织捐赠疫苗。

在这个关键时刻，"使用疫苗"也成了艰难抉择。疫苗是否安全？剂量多少算合适？在流行病大暴发期间如何进行人体试验？世卫组织为此紧急召开了会议。会议决定，鉴于埃博拉病毒所带来的巨大威胁，尝试使用实验性疫苗和疗法是"道义上的当务之急"，但在使用捐赠的加拿大疫苗前，必须先开展临床试验，评估其安全性并确定适用剂量。

紧急启动临床试验评估的十个国家有美国、加拿大、德国、瑞士、西班牙、肯尼亚、加蓬、塞拉内昂、几内亚、利比里亚。研究人员准备采用"环围接种法"，所有直接或间接接触过埃博拉病毒感染者的人都要接种疫苗，以切断病毒的传染和传播路径。与安慰剂对照法不同，环围接种法采用随机方式进行，有的是立即接种，有的是延迟21天再接种。如果延迟接种的人群出现更多感染，则说明疫苗见效。

到了2015年6月，该试验的数据及安全监督委员会得出结论：新增病例数似乎已不太可能改变研究结果，说明疫苗奏效了。

试验发现：人体免疫系统需10天时间响应疫苗，立即接种疫苗的人群中

没有出现感染病例，而延迟21天接种疫苗的人群中则出现感染病例。

　　因此，数据和安全监视委员会建议医务人员，应尽快为接触过博拉病毒感染者的人接种疫苗。

　　研究成功了，却几乎立刻引来部分人士的强烈反对。虽然试验中疫苗100％有效，但受试者人数毕竟有限，况且不能保证疫苗每次接种都见效。

　　2018年春，刚果（金）赤道省暴发埃博拉病毒，该国同意按照"特许使用"协议接种疫苗。该协议类似于患者采用未获批的治疗方法时签订的知情同意书。疫情再次来袭，疫苗重新派上了用场——疫情宣布八天后，26万多人就陆续接种了疫苗。

　　2019年11月11日，默沙东减毒活疫苗Ervebo获欧盟委员会批准，这是它首次获得监管机构的认可。12月21日，它又获得了美国食药监管局批准。

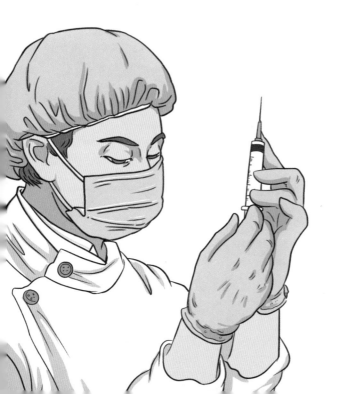

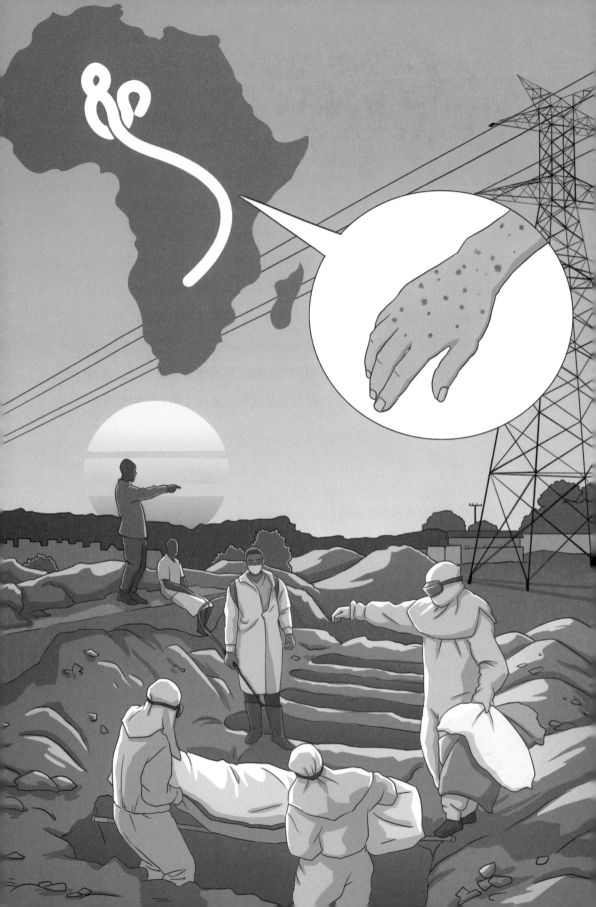

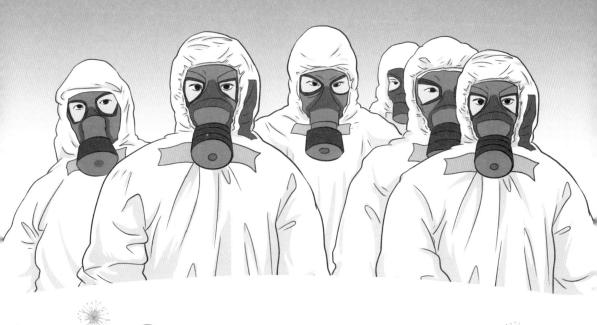

七 新世纪生物恐怖武器——炭疽

炭疽出自古希腊"anthrakos"一词，意思是煤炭。炭疽病是由炭疽杆菌引起的人畜共患急性传染病。主要因食草动物接触土生芽孢而感染所导致的疾病。人类因接触病畜及其产品或食用病畜的肉类发生感染。炭疽杆菌从皮肤侵入，引起皮肤炭疽，使皮肤坏死形成焦痂溃疡与周围肿胀和毒血症，也可以引起肺炭疽或肠炭疽，常并发败血症。炭疽呈全球分布，以温带、卫生条件差的地区多发。目前人类炭疽的发病率明显下降，但炭疽芽孢的毒力强、易获得、易保存、高潜能、可视性低、容易发送，曾被一些国家作为一种生物武器和恐怖行动。

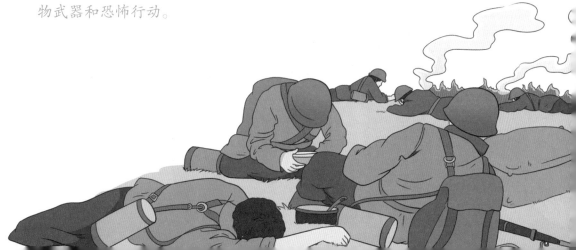

可怕的生物武器

　　炭疽杆菌是引起人畜共患急性传染病——炭疽病的病原菌，也是美国最早公布的八种武器化生物战剂之一，最初德国开启了炭疽杆菌武器化进程。一战期间，德军使用炭疽杆菌毒杀中立国的军马，拉开现代细菌战的帷幕。

　　在第二次世界大战时期，美、英、日等国家便开始研究以炭疽杆菌作为基础的细菌武器。其中，日本人成立了臭名昭著的731部队，抓捕中国人进行惨无人道的炭疽武器活体实验。

　　英国于1940年开始研究用炸弹广泛散播致命的炭疽杆菌云团，进行小规模喷洒和炸弹试验。根据英国二战期间的研究，炭疽杀伤力是当时已知化学武器的百倍甚至千倍。美国参与了英国的相关研究，并从英国获得了菌株，后来经过不断培养和选择，其毒性越来越强。二战期间，美国还为英国生产过炭疽炸弹。

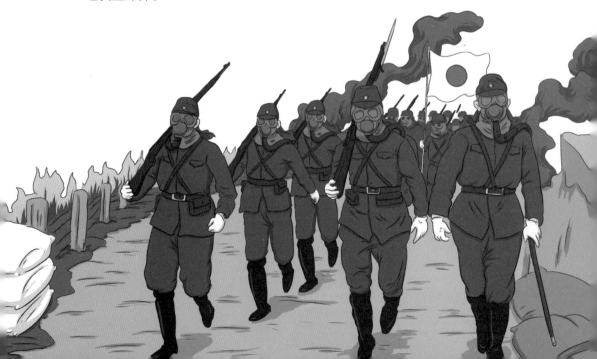

加拿大曾设立秘密军事实验室，发展生物武器对付德军。法新社报道，加拿大科学家1943年在圣劳伦斯湾一个小岛上培植大量炭疽杆菌，用以制造生物武器。这项代号"N计划"的生物武器项目与盟军破译德军密码、成功研制原子弹一道，被称为二战三大军事秘密。法新社说，盟

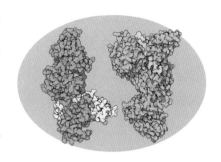

炭疽杆菌

军当时准备对德军发动生物战，时任英国首相温斯顿·丘吉尔意欲获得50万枚炭疽炸弹。根据资料记载，由于实验遭遇挫折，这一秘密实验室1944年8月关闭，研究转入美国继续。但实验室在关闭前已制出大约700亿剂炭疽杆菌，足以消灭当时全球人口三十多次。曾在这个秘密实验室工作的科学家汤姆斯·斯托文表示："剩下的那些炭疽杆菌随后被混合溶解，放置不久后，就全部被倒入圣劳伦斯湾河底。"

在第二次世界大战结束后，苏联军方发现了731部队遗留下来的炭疽细菌研究报告，于是他们便以这些报告为基础，研制出本国的炭疽生化武器。

冷战时期，美苏两国的生化武器军备竞赛愈演愈烈。在此过程中，美国开始批量生产炭疽生化武器，其中不少武器甚至是通过炸弹空爆的形式进行传播，其用意堪称丧心病狂。不过，美国总统尼克松在1969年终止了继续研发这些炭疽武器的计划，并且在三年后与苏联联手签署了著名的《禁止生物武器公约》，宣称要全面停止生化武器研发和生产工作。

尽管表面上已经签署了公约，但是美苏两国背地里却有着自己的小算盘。由于对公约的实施细则缺乏有效监管，并且条约内也没有禁止签约国家研究"如何应对生化武器袭击"，使得美国政府得以通过监管漏洞，建立政府实验室，光明正大地以"研究防止生化武器袭击手段"为理由研究炭疽杆菌。与此同时，苏联采取的则是另一种手段：建立秘密工厂，继续从事炭疽

武器的生产和研发工作。

其中一家从事武器级炭疽杆菌生产的苏联军工厂，是位于斯维尔德洛夫斯克的19号营区。在这个营区内，苏联人正秘密地生产一种被他们称为"炭疽836"的武器级炭疽杆菌，这种病菌主要用于制作弹道导弹的生化武器弹头。冷战结束后，逃至西方的苏联生物备战研究所副主任肯·阿里贝，在他的回忆录《生化危机》中记录了斯维尔德洛夫斯克炭疽泄露事件的细节：

第19号营地是最繁忙的生化武器工厂，工人们三班倒地轮流工作，为苏联军火库制造一种干燥的粉末状炭疽武器。这是一项充满压力和危险的工作，发酵的炭疽菌必须从它们的液体基中分离出来，然后才能被磨成粉末，以便在弹头爆炸时形成气溶胶。尽管厂区里面的工人会定期接种疫苗，完全不用担心被炭疽感染，但是隔绝炭疽菌与外部世界接触的唯一一道防线，就是干燥机上面的排气管过滤网。在每次换班的时候，干燥机都会被关闭，进行例行检修维护。

1979年3月30日下午，技工在进行例行检修时发现一台干燥机的过滤网被堵住了，于是他们便将这个滤网拆下来清洗，并且准备让晚班的同事将滤网装回去。根据苏联军队的规定，当天下午的值班主管尼古拉中校应该在记录本上记下滤网已经被拆下的备注。但是这位中校看起来似乎非常急切地想

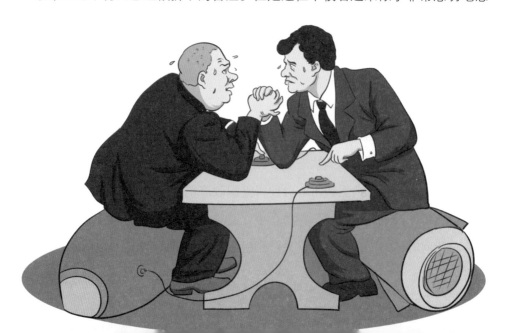

要回家，或者只是他的确太累了，他忘了在记录本上记下关于滤网的信息！

当晚班的值班主管上工时，他没有在记录本上发现任何与滤网相关的信息，于是这位主管便让工人像往常那样启动机器继续工作。就这样，武器级的炭疽病菌在干燥机的废气推动下飞散到夜空中。数小时后，操作干燥机的工人惊讶地发现，干燥机的滤网居然还放在地上！尽管他们迅速地把滤网装进了机器，但是大祸已经酿成：一阵凉爽的晚风将致命的炭疽病菌带到了附近的陶瓷制品厂，感染了在这里上夜班的工人，他们几乎所有人都在一周内病发死亡了！

在疫情暴发之前，斯维尔德洛夫斯克市政府当局完全被蒙在了鼓里。随后，军队和苏维埃高层迅速采取了掩盖行动。军队在疫区周边设立了隔离区，而苏联高层则对外宣称被污染的肉类是罪魁祸首。数百只流浪狗因此被枪杀，一些黑市食品小贩则因"传播受污染的食物"而被捕。KGB的特工人员摧毁了医院记录和疫情报告，所有受害者的尸体被沐浴在化学消毒剂中，以清除炭疽孢子留下的证据。

当地的领导人显然已经获悉了工厂里有危险物质泄露，他命令市政工人擦洗和修剪城市里的树木，喷洗道路和屋顶。结果，刚刚沉淀下来的炭疽孢

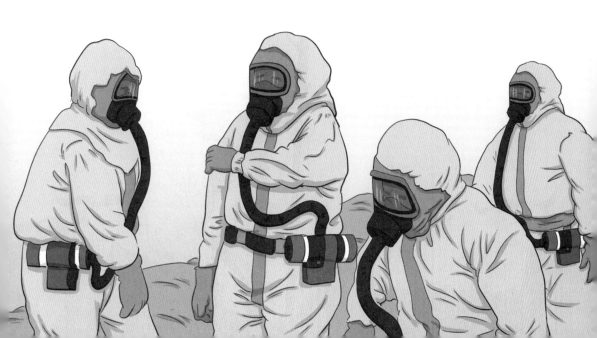

子被工人们再次搅动，形成气溶胶继续扩散，导致城中产生了多例皮肤炭疽病。

截至1979年5月，至少有99名苏联民众在这场史上最严重的生化武器泄露事件中被炭疽杆菌感染，64人死亡。不过，还有另一种说法，总死亡人数可能接近105人。而附近30英里范围内的羊圈中，牧羊人则纷纷表示有羊得了炭疽病——因为羊比起人类更容易感染这种传染病。由于这起事件的严重性，日后的生物学者将斯维尔德洛夫斯克炭疽泄露事件称为"生化版的切尔诺贝利事件"。

尽管在事后，苏联人一直宣称感染者是因为"食用受污染的肉类"而患上炭疽病，试图以此来避免西方各国的指控。但是西方国家一直不承认这个说法，并且指控苏联人继续生产、研发生物武器。为了避免加剧生化武器军备竞赛，苏联人在1988年派出了一队医学专家，携带着经过修改的解剖报告和尸体照片前往美国，向西方国家证明苏联的"清白"。然而，由于在这次泄漏事故中的死者多为男性陶瓷厂工人，这些尸检报告使得西方国家的生化武器专家们提出了一个新的疑问——苏联人是不是已经制造出了专门针对特定性别的生化武器？！多年以来，斯维尔德洛夫斯克炭疽泄露事件的真相一直有如云里雾里，世人无从得知。

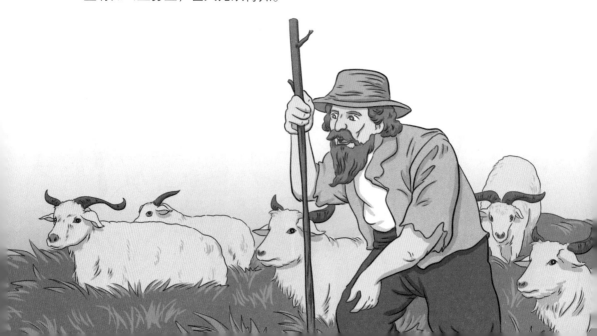

斯维尔德洛夫斯克炭疽泄露事件再次为人类敲响了警钟，让人们深刻地体会到生化武器的巨大威胁，同时意识到严格履行《生物武器公约》的重要性。

各国闻"炭"色变

2001年纽约世贸大厦发生了震惊世界的9·11事件，系恐怖主义分子所为，而在这年的9·11事件之后，美国又发生了多起炭疽事件。从9月18日到11月13日，恐怖分子将含有炭疽芽孢白色粉末状物品置于信内寄出，收信人有参议员、杂志编辑、电视台、广播电台等工作人员。在邮件分送、开启过程中，有关场所的空气及环境也受到炭疽芽孢的污染，从而引发恐怖主义分子散播的炭疽病。

这次炭疽攻击分两波进行。第一批含炭疽杆菌的信件的邮戳是2001年

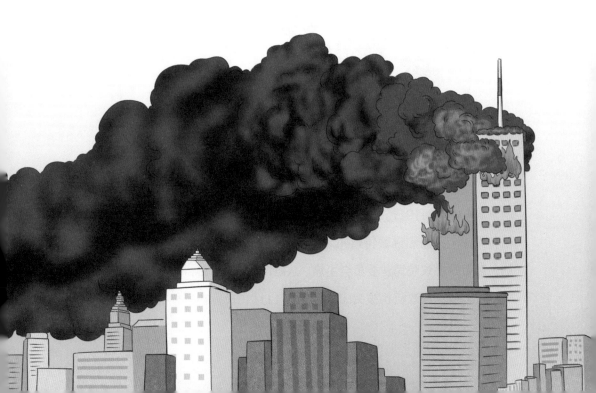

9月18日在新泽西州特伦顿盖的，正好是在9·11袭击事件之后的一星期。这批信件里一共有五封信，寄给位于纽约的美国广播公司新闻台、哥伦比亚广播公司新闻台、全国广播公司新闻台和纽约邮报以及位于佛罗里达州博卡拉顿美国媒体公司旗下的国家寻问者。第一名感染炭疽病逝世的是罗伯特·斯蒂文斯，他为美国媒体公司的一份叫作《太阳报》的小型报工作。只有寄给纽约邮报和全国广播公司新闻台的信真的被发现。其他三封信的存在是因为在美国广播公司、哥伦比亚广播公司和美国媒体公司有人受感染而推测到的。检查《纽约邮报》的信里的炭疽杆菌的科学家说它们是以棕色颗粒的形式出现的。

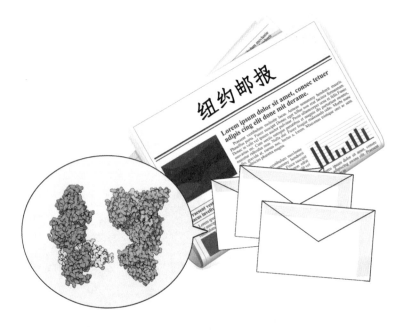

　　三个星期后，另外两封含炭疽杆菌的信也从特伦顿发出，它们的邮戳日期是2001年10月9日。这两封信是寄给两名民主党参议员的：南达科他州的帕特里克·莱希和佛蒙特州的汤姆·达施勒。当时达施勒是参议院多数党领袖，莱希是参议院司法委员会主席。2001年10月15日，一名助手打开了达施勒的信。政府邮政机构被关闭。2001年11月16日，在一个被扣押的邮袋里发现了还未打开的寄给莱希的信。这封信由于邮政编码被读错被误传送到了弗吉尼亚州政府机关邮政部，那里的一名邮政职员戴维·霍斯（David Hose）吸入了炭疽病原。

第二批信里的病原比第一批的更危险，它们含有约一克高纯度的几乎完全由孢子组成的干燥粉末，2002年纽约州立大学的研究教授和分子生物学家巴巴拉·罗森堡（Barbara Rosenberg）在受澳大利亚广播公司采访时，称这些粉末为"武器化"的或"武器级"的。但是2006年《华盛顿邮报》报道说联邦调查局不再把其中的炭疽病原当作武器化的了。

据统计，在美国，至少有二十二人表现出炭疽病现象，其中十一人患的是特别危险的吸入型；共有五人死亡，其中两人的感染途径不明。炭疽杆菌在美国造成的恐慌，已经扩散到全世界。欧洲、亚洲和澳洲都遭遇到带有白色粉末的可疑信件。

德国警方逮捕了两名男青年，他们涉嫌将写着"炭疽病"的信封贴在一辆汽车的挡风玻璃上。警方接着在黑森州一个城市的美国公司里发现了威胁信，声称信中装有炭疽病病菌粉末，其后在威斯巴登还发现了十封类似的恐吓信。

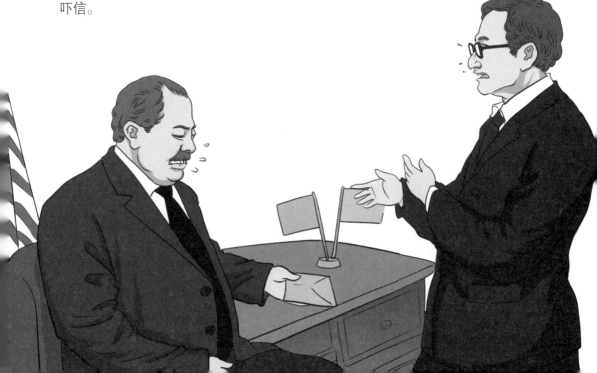

乌拉圭《观察家报》2001年10月14日报道，美国驻乌拉圭大使馆12日收到了一封神秘来信，信封里有一些白色的粉末，这封信发自美国佛罗里达。

澳大利亚有7家机构先后遭到炭疽热病菌的威胁，其中包括美英驻澳的领事馆。在昆士兰州，发生了五起炭疽热恐慌事件。首先，英国驻昆士兰州首府布里斯班的领事馆报告发现了可疑的信件，信件中有一些白色粉末。紧接着，工作人员迅速撤离了领事馆。昆士兰州的消防局发言人也表示，有六人在国家发展大楼接触过可疑的粉末，他们已经换过衣服并洗澡。但为了预防起见，他们仍被送往医院。这名发言人还表示，州长办公室和当地的格利菲斯大学等处也收到了类似的信件，现在这两处的所有人员都撤离了现场。

另外，悉尼警方的发言人2001年10月15日早晨也表示，悉尼一家邮局因为检查到一个信封内装有可疑物质而将所有员工疏散，并且向警察报了案。相关部门的工作人员迅速对邮局进行了检查，在确认安全后才允许邮局员工继续工作。澳大利亚邮局方面的一位女发言人说："在这种时刻，每个人都十分警惕，因为这些事情实在太敏感了。"

面对日益扩散的炭疽热病菌，世界各国纷纷采取应对措施。欧盟宣布，他们将成立一支专家队伍，以抵抗突然来袭的生化及核武器袭击。日本邮政部门下令严格管制从海外寄达的可疑邮件。英国政府也正在积极储备治疗炭

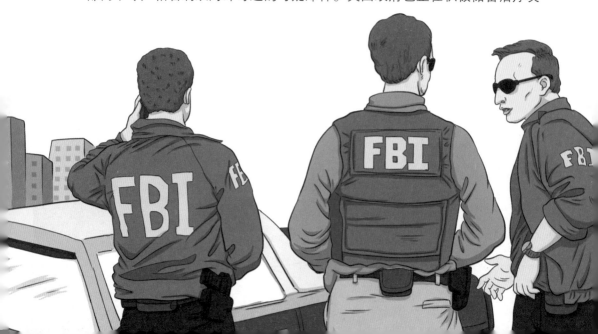

疽热病的抗生素，并在适当时候公布对付生化恐怖主义的应急计划。法国、
德国、奥地利也正在采取各项措施防范可能发生的生化恐怖活动。

 小·拓展

　　2008年美国联邦调查局追查到"炭疽邮件"始作俑者布鲁斯·爱
德华兹·艾文斯。艾文斯曾经在马里兰州弗雷德里克戴翠克堡政府
生物防御实验室中工作。他得知将被逮捕后于2008年7月27日服用
大量对乙酰氨基酚自杀。

征服炭疽的历程

　　炭疽杆菌的历史可以追溯到很久以前。
《圣经》中就形容它是一种古老的惩罚
手段。炭疽热古时也称为剪毛工病。最
早记载关于炭疽热的流行发生于公元80
年，当时罗马因此死亡近五万人。

　　对该病的真正研究始于19世纪。1849
年，法国医生达韦纳首先在因炭疽热死亡的羊的血液中发现了一种被描绘
为"杆状菌"的微生物，但该发现在当时没有引起足够重视。此后，炭疽热
在19世纪的欧洲曾使畜牧业遭受巨大损失。1867年—1870年，俄罗斯的诺
夫戈罗德的一个地区因一次流行病死亡的牛高达56000头，同时有528人感染
此病而死亡。

　　1860年，达韦纳医生受到法国生物学家巴斯德的启发进行了动物试验。

他把一头死羊的血接种给数只兔子，后来兔子的血液中也出现了杆状菌。至此，该细菌与疾病之间的关系应该确定无疑。然而，另外两位法国医生用同样的方法将病死牛的血给兔子接种，不久，兔子也死亡了，但在血液中没有找到相应的病原体。

在这些研究中，对炭疽热的病理研究作出了杰出贡献的是法国的巴斯德和德国的科赫。

1875年，科赫发现了炭疽杆菌，因此在世界医学领域获得极大的荣誉。1880年，德国政府任命科赫为"德意志帝国参事官和柏林医院的研究员"，并在柏林医院设立了研究室，还给他配备了两位助手，专门从事炭疽热的研究。

19世纪70年代，巴斯德开始研究炭疽病。炭疽病是在羊群中流行的一种严重的传染病，对畜牧业危害很大，而且还传染给人类，特别是牧羊人和屠夫容易患病而死亡。巴斯德首先从病死的羊血中分离出引起炭疽病的细菌——炭疽杆菌，再把这种有病菌的血从皮下注射到做实验的豚鼠或兔子体内，这些豚鼠或兔子很快便死于炭疽病，从这些病死的豚鼠或兔子体内又找到了同样的炭疽杆菌。

在实验过程中，巴斯德又发现，有些患过炭疽病但侥幸活过来的动物，再注射病菌也不会得病了，这就是说它们获得了抵抗疾病的能力。巴斯德马上想起五十年前琴纳用牛痘预防天花的方法。可是，从哪里得到不会使动物病死的毒性比较弱的炭疽杆菌呢？

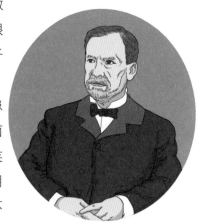

巴斯德

通过反复试验，巴斯德和他的助手发现，把炭疽杆菌连续培养在接近45℃的条件下，它们的毒性便会减少，用这种毒性减弱了的炭疽杆菌预先注射给动物，这些动物就不会因染上炭疽病而死亡了。

1881年，巴斯德在一个农场进行了公开试验。一些羊注射了毒性减弱的炭疽杆菌，另一些没有注射。四周后，又给每头羊注射毒力很强的炭疽杆菌，结果在48小时后，事先没有注射弱毒细菌的羊全都死了；而注射了弱毒细菌的羊则活蹦乱跳，健康如常。现场的专家和新闻记者欢声雷动，祝贺巴斯德伟大的成功。

巴斯德的成就开创了人类战胜传染病的新世纪，拯救了无数的生命，奠定了今天已经成为重要科学领域的免疫学的基础。1876年至1877年间，巴斯德用一系列出色的实验证明了炭疽杆菌在生长繁殖中能产生极小的芽孢（在环境恶劣的时候，细菌内部会有一小部分浓缩起来，在这一部分周围形成几层坚硬的壳。里面的生命活动变得非常缓慢，而壳外面那部分就死亡消失了，这就是芽孢），而芽孢甚至能在70℃~90℃下存活几个小时，没有氧气也无所谓。因此，芽孢是细菌得以长期保存的一种方式。当环境适宜时，如在培养液中哪怕接种一个芽孢，数小时后就会产生无数杆菌。德国细菌学家科赫也观察到同样的现象。环境条件一变好，芽孢里面的部分会像"发芽"一样长出来，又成了能够繁殖的细菌。因其壳具有多层致密的膜，理化因子不易透入，它对热、干燥、辐射、化学消毒剂等具有强大的抵抗力。

现在的医疗手段对付炭疽越来越有效，比如注射疫苗预防以及患病后的对症治疗。炭疽杆菌对庆大霉素、链霉素都很敏感。我国现用炭疽疫苗为A16R减毒株，能有效减少炭疽的危害。

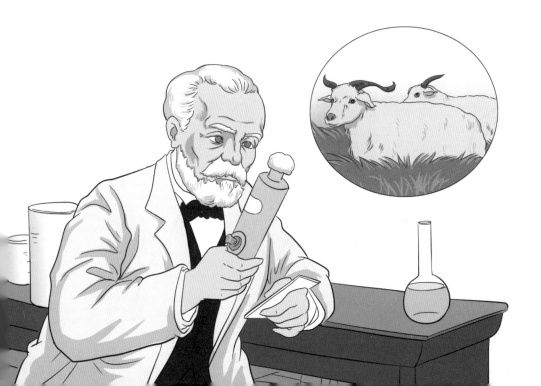

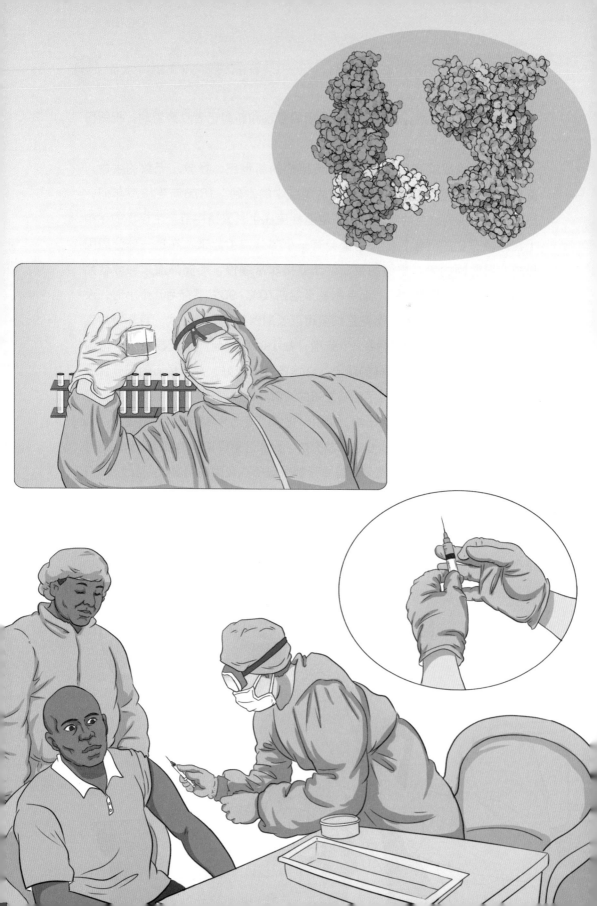

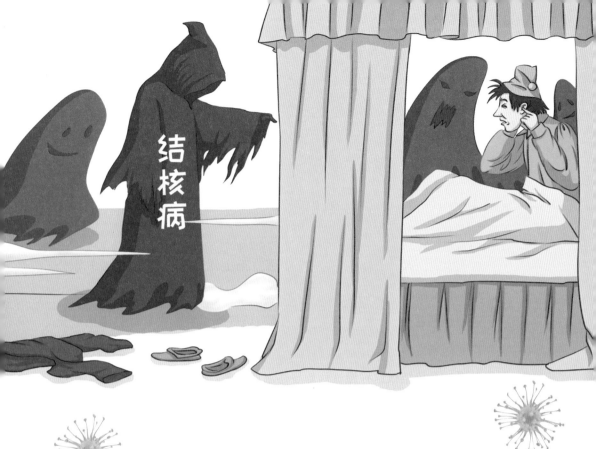

八　"白色瘟疫"——结核病

在19世纪的小说和戏剧中，描写结核病时常常写道："面色苍白、身体消瘦、一阵阵撕心裂肺的咳嗽……"由于结核病人大多面色苍白，也为了和当时的另一个人类的杀手"黑色瘟疫"——黑死病区分开，人们把结核病称为"白色瘟疫"。

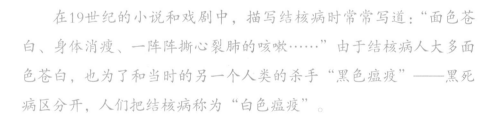

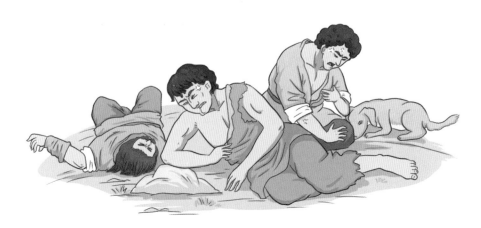

"艺术家的疾病"

对于疾病，人们一般都唯恐避之不及。而上几个世纪欧洲的不少知识分子，却都盼望自己能得一种病——肺结核。

这种想法在今天看来似乎有些奇怪，但仔细探究起来却颇有缘由。天花、霍乱等急性传染病来势汹汹，很快制造出一个个惊心动魄、生离死别的悲惨世界，而肺结核这种慢性病却显得温柔许多。病人只是浑身乏力、日渐消瘦，总不会一下子死去，所以，只要经济条件许可，还能在病榻上整日安卧、沉思冥想一番，这一点很对艺术家的胃口。另外，多数疾病都会造成外在形体的伤害。在上几个世纪的欧洲，天花等疾病的流行使许多人毁了容，以至于一个女孩子只要脸上没有疾病留下的疤痕，就会被认为是美女。而肺结核病人形体更显瘦削苗条，苍白的面颊上还泛起淡淡的红晕，会展现出一种独特的"病态美"。

不仅艺术家们偏爱肺结核，肺结核也偏爱艺术家。在十八九世纪的欧美艺术家中，染上肺结核的人不在少数，以至于有人把肺结核称为"艺术家的疾病"。当时的艺术家一般生活都比较潦倒，起居没有规律，比较容易精

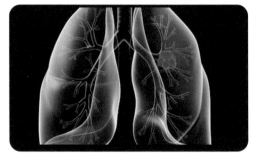

肺结核

神压抑、情绪不佳，因此肺结核也就很容易找上门来。有人统计过，在当年欧洲的音乐家和文学家当中，肺结核患者的比例高得惊人。尤其是音乐家，不少人都得了这个病。

波兰钢琴家肖邦身材瘦削，体质虚弱，嗓音低沉，忧郁的眼神中闪烁着睿智的光芒。这正是一个具有典型肺结核病体特征的艺术家形象。在他英年早逝之后，很多人以为这位短命的音乐天才死于心脏病，但医生对其遗体解剖后才发现，"肺部的病情比心脏糟糕得多"。

　　挪威作曲家格里格从音乐学院毕业后不久就染上了肺结核。他的身体因而变得十分虚弱，夜里常常呼吸困难，并伴有失眠、梦呓和抑郁症，但他白天还坚持正常的创作和演出。1901年，从欧洲各地巡回演出归来后不久，他的肺结核症状加剧，住院后时间不长就去世了。

　　患肺结核的音乐家远不止肖邦和格里格，还包括意大利小提琴家尼可罗·帕格尼尼、英国作曲家亨利·普赛尔、意大利作曲家乔凡尼·巴蒂斯塔·佩戈来西、德国作曲家和歌剧导演卡尔·封·韦伯、俄国作曲家斯特拉文斯基……

　　患肺结核的也不仅仅只是音乐家。翻开欧美历史，就会发现还有许多著名的文学家、艺术家和学者也没能逃脱肺结核的魔掌。他们当中包括法国剧作家莫里哀、荷兰哲学家斯宾诺莎、法国哲学家伏尔泰、德国作家歌德、苏格兰小说家司各特、美国散文家爱默生、德国作家席勒、英国诗人济慈、

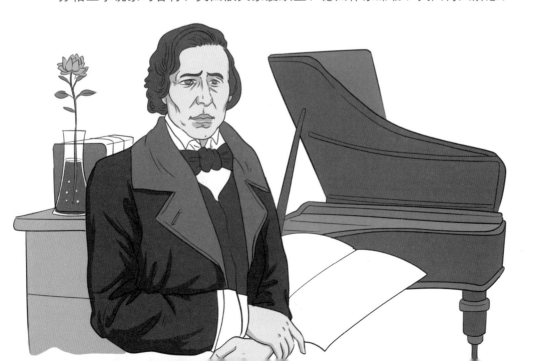

美国小说家爱伦·坡、英国诗人伊丽莎白·勃朗宁、美国诗人惠特曼、俄国小说家陀思妥耶夫斯基、英国小说家艾米丽·勃朗特、法国画家高更、苏格兰作家史蒂文森、俄国作家契诃夫、捷克小说家卡夫卡、英国作家D.H.劳伦斯、美国剧作家尤金·奥尼尔、英国小说家乔治·奥威尔……

不仅如此,很多文学家和艺术家的创作也以肺结核为主题。法国小说家小仲马以自己所爱的女子玛丽·杜普莱西为原型创作了著名的小说《茶花女》,狄更斯的小说《大卫·科波菲尔》中的小布洛瑟姆和普契尼的歌剧《波希米亚人》中的咪咪都死于肺结核,德国作家托马斯·曼的诺贝尔奖获奖小说《魔山》的故事背景就是瑞士阿尔卑斯山的一所结核病疗养院,等等。

在文学创作中,最具生命力的爱情与死亡相结合,具有最强烈的震撼力。而缓慢发展的肺结核病,则成为爱情与死亡的连线,从而构成一场完整的爱情悲剧。由此看来,艺术家对肺结核的偏爱不无道理。

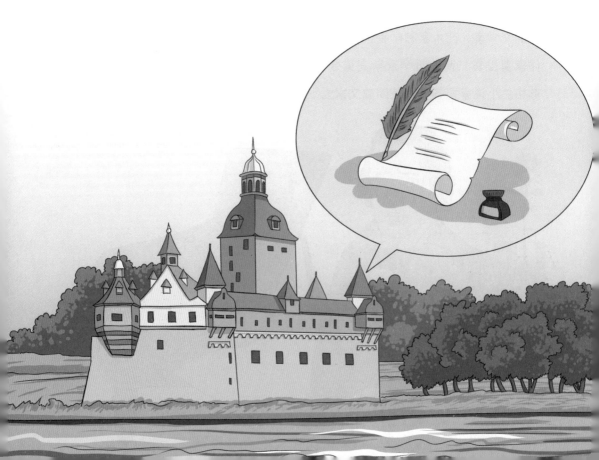

抗击结核病的四个里程碑

结核病是一个古老的传染病。在新石器时代人类的遗骨和古代木乃伊的骨关节的病理组织中，发现人类在史前时代已患过结核病，在埃及就曾发现过感染了结核病的木乃伊。中国在2100年前埋葬的尸体——湖南长沙马王堆汉墓女尸中也发现患有结核病。人类与结核病的战役已经打了很多年，而且现在依然是进行时，这其中有四个里程碑是人们不能忘记的。

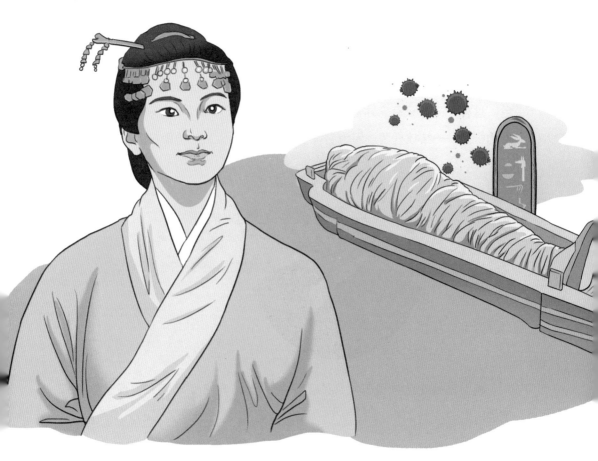

1 科赫发现结核杆菌

在罗伯特·科赫与细菌打交道的生涯中，最为精彩的一幕要算是他与结核菌的战斗了。

结核病是一个历史相当悠久的疾病。在当时把许多疾病与细菌挂钩的日子里，人们自然地认为结核病的元凶也是细菌。科赫按照平时研究细菌的方法，也就是使用培养、染色、照相等等方法，都没有取得成功。种种迹象使科赫相信，结核病的元凶必然还有其他细菌，只不过这种细菌比一般的细菌来得特殊，需要加以特殊处理罢了。

科赫经过无数次的试验，终于找到了使结核病菌现形的办法。原来，一般普通细菌只要用苯胺一类染料就能现出其原形了。可是结核病菌却不吃这一套，普通苯胺不能使其染色。科赫终于摸索出一套新的办法，就是用美蓝染料加上乙醇溶液来染色，还需经过整整一天一夜，然后加热到40℃，放1小时左右，再用别的化学药品（如卡波品红）去褪色。在一般情况下，普通细菌及组织染上的颜色都会褪去，变成棕黄色，而结核菌具有抗酸能力，它不褪色。这样一来，只有它才能被染成蓝色，一眼就能看得出来，它是一种长条形的杆菌——结核杆菌。因为它有抗酸能力，所以又叫抗酸杆菌。

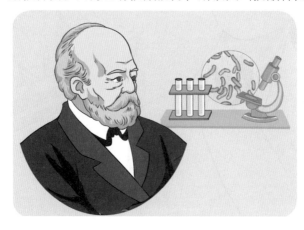

科赫就是在这样艰苦复杂的工作条件下，于1882年宣布发现了结核杆菌的。

为了证实人体与动物的结核病都是受结核杆菌侵袭的结果，科赫设计了一套极为严密的论证方法。他发现，有一些动物很容易受到结核杆菌的侵害，其中主要是豚鼠。科赫先取出一些患结核病的组织放在实验室里培养，再用染色的方法证明培养物是结核杆菌。然后，他把这些培养物提取出来注射到健康的豚鼠体内，不多久，这些豚鼠就得病了，它们的病状与患结核病的症状一模一样。接着，科赫把患病的豚鼠杀死，把有病的组织拿去培养，再用染色法检查培养出来的组织提取物，直到找到与原先患病动物组织中找到的细菌相同的病菌为止。

这个全过程，叫作科赫氏假设。它包括：患病动物组织培养 ➡ 证实致病微生物注射到健康动物体内引起同样病症 ➡ 提取被接种的患病动物组织 ➡ 组织培养发现与原先发现的同样细菌。

这个假设后来成为细菌学中不可缺少的一个公式，可以用它证明某一种疾病是由于某一种病菌引起的。

在科赫以前，人们对结核病没有统一的认识，对最常见的结核病，即肺结核，给它起了种种病名，有"慢性肺炎""肺尖卡塔尔""肺尖肺炎"等等。

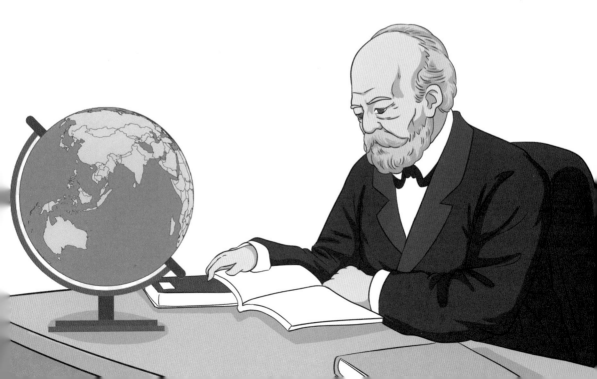

经过科赫的研究，这些都是肺结核，是由结核杆菌引起的。从那以后，这些杂乱的病名就不再用了。科赫还正确地指出，结核菌不仅能侵犯肺脏，还能侵袭其他各种人体组织，这些组织包括肠子、骨骼关节、肾脏、皮肤、淋巴腺，从而导致肠结核、骨结核、关节结核、肾结核、皮肤结核和淋巴结核等。不仅如此，科赫还致力于研究治疗结核病的方法。他设法从结核杆菌中提取出一种结核菌素，先把这种结核菌素放在试管里试验，又在实验动物上试验，看它是否能治疗结核病。可惜的是，经过一再验证，结核菌素并不能治疗结核病，但人们从科赫这个研究中得到了两个启示：一是对任何传染病的治疗，必需先在试管里试验，然后再在患同样疾病的动物体内试验，在取得肯定的结果后才能过渡到人体治疗；二是人们以同样的原理，提取了抗白喉菌的血清，对于治疗白喉病十分有效。

1982年3月，我国发行了一枚面值8分钱的纪念罗伯特·科赫发现结核杆菌100周年的邮票。

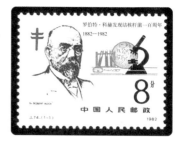

小·拓展

科赫在结核病研究方面作出了巨大的贡献，因此荣获1905年诺贝尔生理学或医学奖。

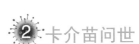卡介苗问世

　　从1908年开始，法国细菌学家卡美特和介云二人经过十三年的艰辛努力，用特殊的培养方法，把一株原来毒力和致病力很强的牛型结核杆菌变成无毒性、无致病力的菌株，再把它注入人体后，不但不会得结核病，反而能产生抗结核菌的免疫力。随后，又经过科学家们的不断完善，才成为今天被广泛应用的卡介苗。结核菌苗的发明，造福于人类不受结核病侵扰。为了纪念这两位发明者，人们用卡美特和介云的名字将这种疫苗命名为"卡介苗"。

　　介云和卡美特的卡介苗问世，在人类防治结核病的进程中具有划时代的意义，使得肆虐人间成千上万年的结核杆菌有了克星，大大降低了结核菌的感染率，结束了结核病乃不治之症的历史。

　　这种用来预防儿童结核病的疫苗，在正常新生儿出生24小时后就可以接种。接种后可使儿童产生对结核病的特殊抵抗力。目前，世界上多数国家都

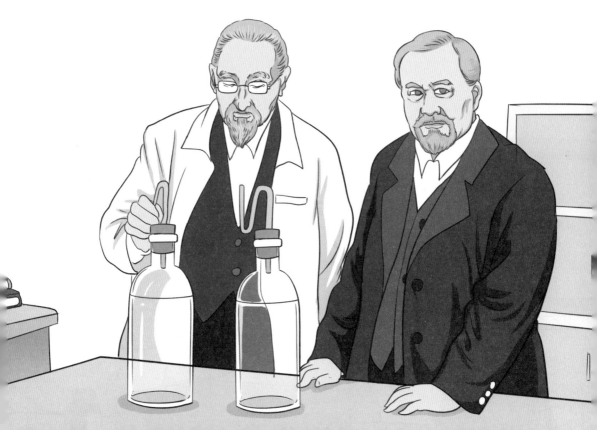

已将卡介苗列为计划免疫必须接种的疫苗之一。接种卡介苗对儿童的健康成长很有好处。卡介苗接种被称为"出生第一针"，所以在产院、产科新生婴儿一出生就会接种。如果出生时没能及时接种，也应在一岁以内到当地结核病防治所卡介苗门诊或者卫生防疫站计划免疫门诊去补种。

可是，卡介苗虽然有效，但它的保护效用并非是百分之百的。因为它是一种活性疫苗，所以应避免注射给缺乏免疫力的人，而接种方法是利用皮内注射；卡介苗只需注射一次，注射两次及以上并不能加强效用。而且，从严格的意义上来说，接种了卡介苗并不等于进了保险箱，绝对不会患结核病，而只是具有一定的免疫力，使其患病的可能性大大减少，即使患了病，其病情也较轻。从接种卡介苗到人体产生抗结核病的免疫力大约需要两个月。在此期间，小儿基本上不具有抗结核病的免疫力。另外，对大量、反复、毒性较强的结核菌感染，卡介苗产生的免疫力就不一定能抵御。

而且，此疫苗对小孩是有效的，但对成人则不然。卡介苗迄今已经使用了多年，使全世界约三十亿人和每年约一亿新生儿受益，但是卡介苗不能预防结核病的最流行形式——成人肺结核。

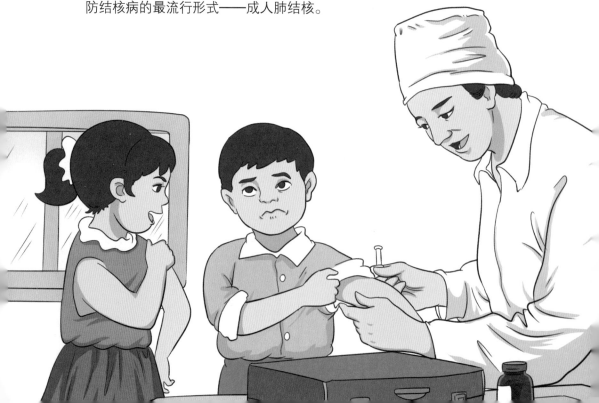

③ 化疗时代

1952年美国和德国报告，异烟肼为极有效的抗结核药物。同年，美国合成另一种抗结核药物吡嗪酰胺，此后陆续发现链霉素等其他治疗结核病的药物。由异烟肼、链霉素、对氨基水杨酸钠组成的标准化疗方案（长程疗法），使控制结核病进入了化疗时代。

结核病通过强有力的化疗既能彻底治愈，又能减少传播根源，从而在源头上控制疫情。我国在1963年召开的全国结核病学术会议上提出，并在1978年修改完善的结核病化疗的五点用药原则为：早期、规律、全程、联用、适量，又称为"十字方针"。

早期

任何疾病如能在早期得到正确的诊断治疗，其效果肯定比拖沓延误要好。早期病灶血流良好，局部吞噬细胞活跃，同时结核菌繁殖旺盛、代谢活跃，这些都有利于抗结核药物更好地发挥杀灭结核菌的作用。

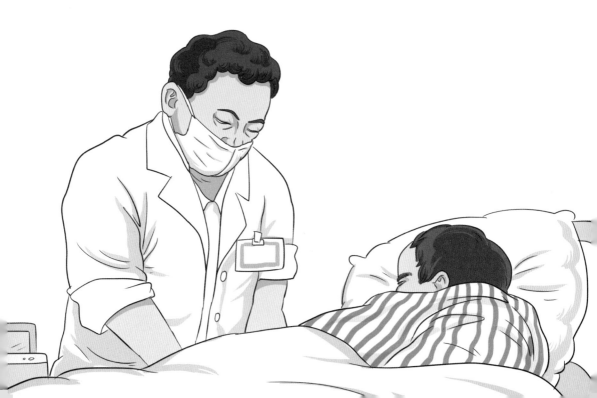

规律

在规定疗程内规律用药，严格遵照方案执行规定的治疗，杜绝中断、遗漏，才能预防结核菌产生耐药性。确诊的结核患者，须按其肺结核类型、用药史以及患者的具体情况，选择规范的结核病化疗方案。

全程

按规定方案完成治疗疗程可确保疗效，降低结核病化疗失败率和复发率。鉴于结核菌分裂一次平均为24小时（17~30小时），比大多数细菌分裂所需的30分钟明显要长，故抗结核治疗的用药疗程一般较长，才能达治愈的目的。

联用

联合用药不仅能促进药物发挥协同作用，提高疗效，更能通过交叉杀菌作用，克服结核菌中存在的百万分之一的耐药菌繁殖，以确保治疗效果。

适量

适当剂量的治疗既能发挥抗结核药物最大的杀菌和抑菌作用，患者又不会因药物的毒副反应而不能耐受抗结核治疗。剂量不足常导致治疗失败并诱导结核菌耐药。剂量过大的毒副反应出现概率增大、程度加剧而影响治疗。随意中断治疗，则会影响整个治疗过程的效果。

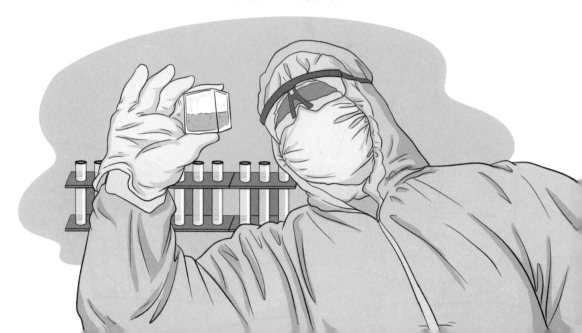

结核病症状图

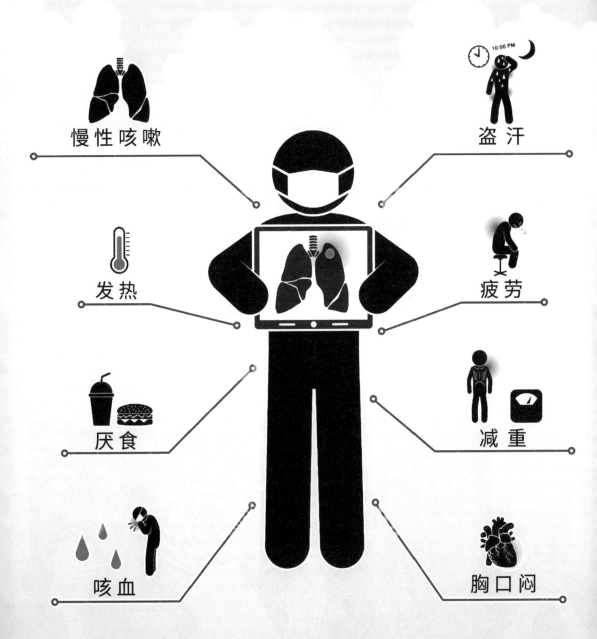

4 政府整体控制

　　自从20世纪50年代异烟肼等有效抗结核药物相继发明，经过将近二十年的观察，虽然临床结核病人的治疗效果及预后有很大改善，但很多国家、特别是发展中国家的结核病疫情未见明显改善。结核病是一种在社会中广泛流行的传染病，要想获得有效控制，必须由政府来承担责任。于是20世纪70年代后期，WHO结核病专家委员会提出并创导了"国家控制结核病规划"的组织形式，把结核病控制工作纳入国家卫生规划中，依靠政府的卫生机构和资源来控制结核病。这样，全球控制结核病工作进入了一个新纪元，极大地促进和推动了各会员国的结核病控制工作。

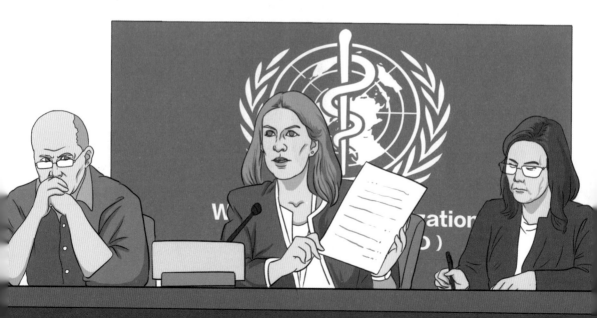

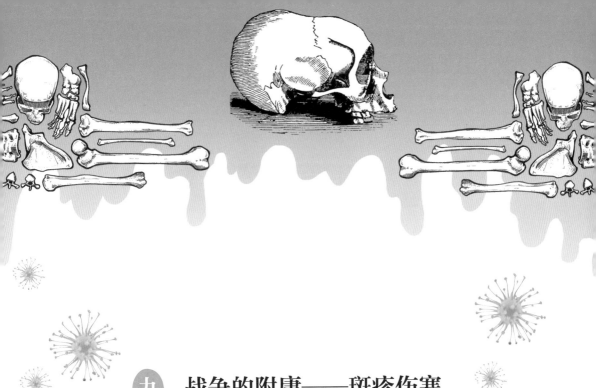

九　战争的附庸——斑疹伤寒

在人类疾病史上，流行性斑疹伤寒曾经是累次暴发、危害严重的急性传染病。在尚无特效药治疗的年代，文献记载其病死率高达40%～60%。不少国家之间的战争实例更是表明，交战的一方若军中暴发流行传染病（斑疹伤寒为其中之一），往往溃不成军。

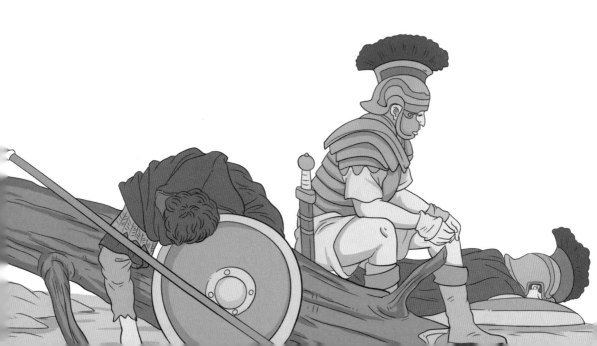

小虫子引发的大问题

　　2001年，人们在立陶宛首都维尔纽斯发现了一处令人吃惊的"万人坑"。在当地的一处建筑工地上，工人们刚开始挖基坑没多久，就意外地发现了一具人体骨架。随后，遗体不断地被挖掘出来，几十、几百、上千……后来经统计，仅仅是保存完好的遗体就超过了3000具。

　　一开始，大家觉得这可能是第二次世界大战时留下的遗体。但当考古专家用金属探测仪检查了现场残留的纽扣和硬币后得出结论：这些遗体既不是希特勒的德军士兵，也不是苏联的部队，他们是当年法国皇帝拿破仑所统帅的军队。

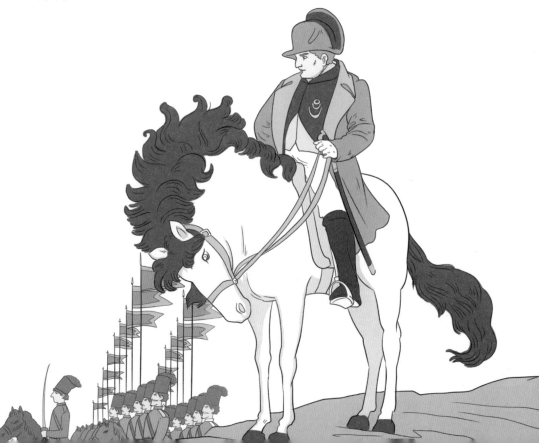

拿破仑是西方近代史上最杰出的军事家之一，他一生中打过近60场仗，打赢了44场。在他打输的三场战役中，以远征俄国的失败最为致命，导致拿破仑帝国元气大伤，一蹶不振。

拿破仑称远征俄国的失败是"败给俄国冬天将军"。随着医学的发展，后世的医学家们重新审视这场战争时，发现并非仅仅是"冬天将军"那么简单。

1812年6月24日，拿破仑集结军队61万人，渡过涅曼河，向俄国不宣而战。

战前两军实力对比如下：

法国：兵力61万，分为两个梯队。第一梯队44.4万人，940门火炮；第二梯队17万人，432门火炮。其中拿破仑亲自率领的军队有28万人。

俄国：西部边境军队共24万人，后增至57万人，火炮942门。

在以往，拿破仑作战都是以少胜多，而这次兵力和火炮均占优势。因此，拿破仑志得意满。

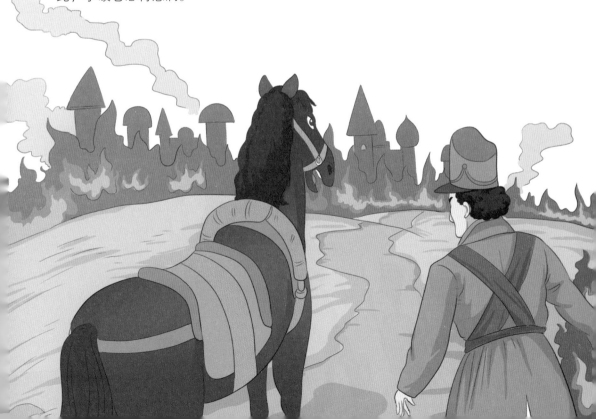

法军进入俄境后，一路上势如破竹，相继获得了斯摩棱斯克战役、瓦卢蒂诺战役、维捷斯克战役的胜利，击垮了阻止他的俄军部队，迅速占领了维尔纽斯、明斯克等重要城市。俄国军队初战不利，所以开始一路后撤，并坚壁清野。法军缴获甚微，补给十分困难。

　　1812年9月7日，法军与俄军在莫斯科郊外的博罗金诺发生了激战。最后俄军战败撤退，俄军统帅库图佐夫决定放弃莫斯科，临走时放火烧城。等到法军进入莫斯科时，已经是一片焦土的空城了。

　　拿破仑派人向俄国提议停战并签订条约，沙皇不予理会。这时，俄国的冬季来临，法军孤军深入，补给困难，饥寒交迫，成群的法军士兵病倒、病死。拿破仑无奈，下令撤退。

　　俄军尾随追击，不断派出哥萨克骚扰伏击。法军最后回到法国的只有三万人。

　　这场大战之后，欧洲各国组织了第六次和第七次反法联盟，拿破仑在莱比锡和滑铁卢一败再败，最终落得个身死孤岛的下场。

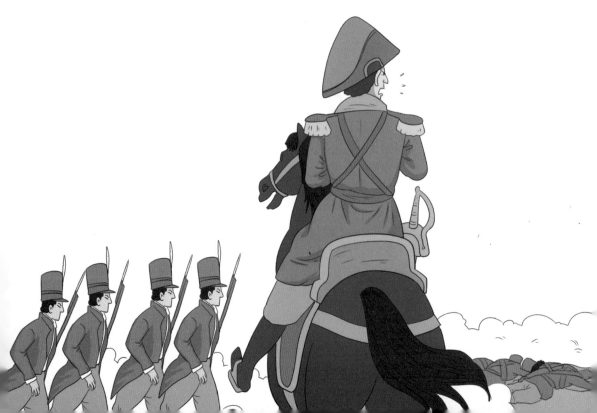

也许，拿破仑至死也想不明白，为什么自己纵横欧洲所向无敌，却饮恨俄国。

直到多年后，历史学家们才解开了其中之谜。

除了拿破仑所说的"败给俄国冬天将军"之外，图库佐夫的优秀指挥和俄军的顽强抵抗，似乎都不足以击垮拿破仑的60万大军。

那究竟是什么让拿破仑的60万大军几乎全军覆没呢？

在20世纪70年代，英国历史学家和医学史专家经过研究认为：斑疹伤寒，准确地说是流行性斑疹伤寒击垮了拿破仑的部队。研究人员在维尔纽斯通过考察，发现这些法军士兵尸体上有很多虱子的遗骸，并在他们的牙齿中发现了能够引发斑疹伤寒的细菌。

至此，科学家和历史学家们有充分的证据断定，就是斑疹伤寒导致了拿破仑大军的灭亡。

斑疹伤寒，是由斑疹伤寒立克次体引起的一种急性传染病，分为流行性斑疹伤寒、丛林型斑疹伤寒（恙虫病）和鼠性斑疹伤寒。

流行性斑疹伤寒又称人虱型斑疹伤寒，是由普氏立克次体引起的急性传染病，属于"人—虱—人"传播的疾病，人是唯一的宿主，体虱是传播媒介，常发生在冬季或寒带地区。

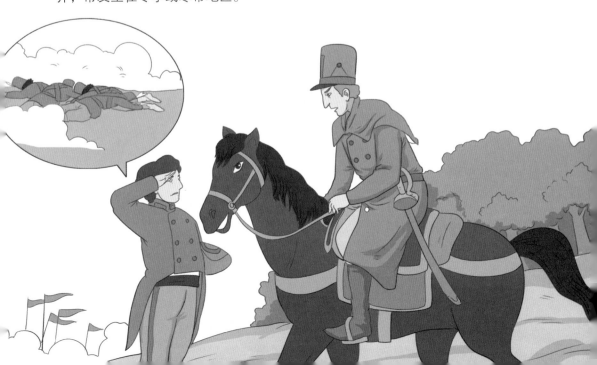

普氏立克次体在体虱胃肠道上皮细胞中生长繁殖，然后经由体虱粪便排出体外。如果揉挤虱粪或压挤虱子导致粪便外溢，沾染到叮咬处或表皮伤口，人就会感染。症状主要表现为头痛、畏寒、虚脱、发烧和全身疼痛等现象，五六天后会出现斑点，有显著的毒血症，发烧两周后症状迅速消失而恢复。如果没有康复则病情转重而死亡，死亡率约10%～40%。

它是一种因不洁而引起的疾病，通常和战争密不可分。长时间的战争，导致大量的士兵聚集在一起，卫生条件极差，经常无法洗澡，且缺乏换洗衣物，这就为虱子的滋生和斑疹伤寒的传播创造了条件。

在法军进入俄国后，因为俄国人的坚壁清野，导致法军极度缺乏水源，只能长时间穿一身肮脏的军服无法换洗，更不要提洗澡了。再加上宿营时，士兵们都挤在一起睡觉，体虱在这些人的身上和衣服上大肆繁殖和排泄粪便，许多人因此患上了斑疹伤寒。到了7月份，法军已经有8万人患病或病死、饿死。

8月份，斯摩棱斯克战役结束后，法军患病人数更多。许多法军将领建议拿破仑撤退。但骄傲的拿破仑认为在沙皇没有求和之前撤退就意味着自己失败，所以断然拒绝，下令继续前进。

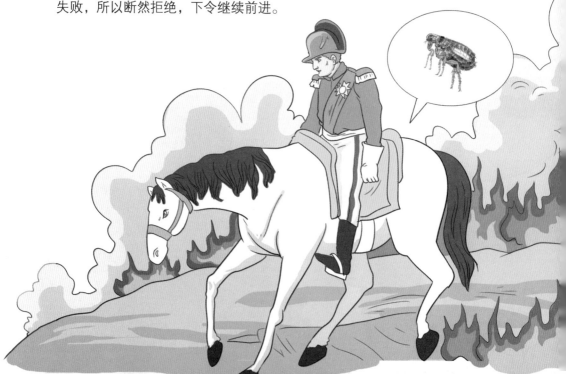

如果此时，拿破仑让自己的士兵换洗衣服，全体洗澡、理发，那么斑疹伤寒对法军的威胁恐怕会大大减少，可拿破仑并没有这么做。

　　到了8月26日，法军的有生力量减少到了十六万人。9月5日，法军又有三万人病倒。9月14日，法军在大败俄军，进入空无一人、残垣断壁的莫斯科时，拿破仑亲自率领的二十八万大军仅剩下九万人。饥饿、严寒、疾病，迫使拿破仑下令撤退。12月，法军撤退到华沙后，原本六十多万的大军已经剩下不到六万人。

　　至此，拿破仑征服俄国的美梦彻底破灭。小小的虱子，竟然打败了不可一世的拿破仑。

　　实际上，斑疹伤寒在战争期间暴发，在历史记载中比比皆是。卫生条件差、通风状况不好、生活贫困、换洗衣服缺乏、很少洗澡洗衣服——这就是过去穷苦百姓为什么身上老长虱子，因而也就容易罹染斑疹伤寒的根本原因。战争期间士兵的卫生状况往往只会更加糟糕，斑疹伤寒的流行就一点也不奇怪了。所以，斑疹伤寒被历史学家称作"战争的附庸"。如果拿破仑研究过以前欧洲战史上疾病对战争的影响的话，就不会犯下这样的错误。

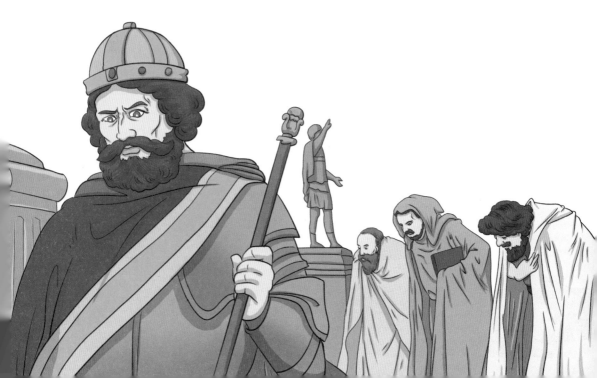

1528年，一支法国军队围攻意大利的那不勒斯，结果当地流行的伤寒让法军士兵死伤过半，直接导致法军失败。

1566年，神圣罗马帝国皇帝马克西米利安准备与土耳其作战，但因为一场伤寒，导致军队战斗力大减，只好继续向土耳其苏丹进贡，以换取哈布斯堡王朝控制下的匈牙利王国西部和北部的和平。

斑疹伤寒不仅祸害了拿破仑的军队，而且还继续祸害着后世的军队。

第一次世界大战期间，斑疹伤寒在交战双方的军队中流行。1917年至1921年俄国内战期间，俄国有两千万人感染伤寒，死亡人数达二百五十万至三百万。

随着科技的发展和医学的进步，人们对斑疹伤寒的认识也越来越清楚，斑疹伤寒对人类的危害也越来越低。

在二战时期，由于研发了斑疹伤寒疫苗，美军虽有104人染上斑疹伤寒，但得益于有效的治疗，无一人死亡。

根据世界卫生组织资料统计，斑疹伤寒每年造成每千万人中两人死亡，且死亡人数大都集中在落后地区。

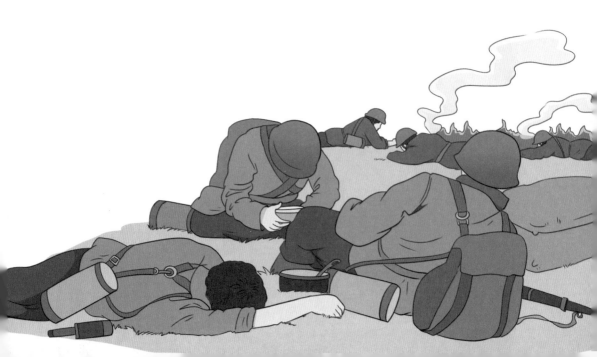

危险的探寻病源旅程

　　斑疹伤寒一次又一次地暴发，无数无辜的生命惨遭劫难，这给善良的科学工作者带来极大的震撼，制服病魔成了他们孜孜以求的目标。从19世纪70年代开始，俄国、英国、德国和波兰的许多医生和科学家们纷纷投入到对斑疹伤寒的研究。他们中的很多人甚至将病原微生物注入自己体内做实验，俄国医生莫楚科夫斯基和英国医生贝科特就因此而献出了宝贵的生命。

　　斑疹伤寒研究的重大突破是由美国病理学家霍华德·泰勒·立克次取得的。立克次首先研究的是和斑疹伤寒类似的北美落基山斑疹热。

　　在美国，落基山斑疹热是很常见的一种急性传染病。患者会突然发烧、头痛、肌肉酸痛，然后出现大量斑疹。这种病在初期不易察觉，又没有治疗的特效药，因此是一种致命疾病。美国的第一例落基山斑疹热病人是1896年在爱得荷州的一个河谷中被发现的。这种病被叫作"落基山斑疹热"也许并

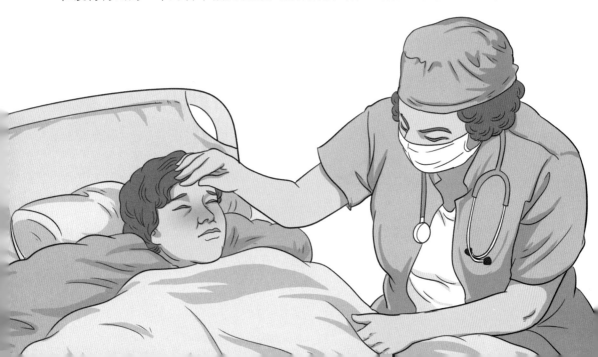

不恰当，因为它的流行绝不仅仅限于落基山地区。20世纪初，在美国绝大部分州都有该病发生。后来，在加拿大南部、墨西哥、中美洲乃至南美洲等许多地方，都有病例报告。为了研究如何治疗这种传染病，美国政府后来在蒙大拿州的汉密尔顿专门设立了一个"落基山实验室"。

1871年出生于美国俄亥俄州的立克次，先后就读于内布拉斯加大学和西北大学，1902年起在芝加哥大学工作。

立克次的研究是从落基山斑疹热开始着手的。1906年，他通过一只壁虱的叮咬，将这种病传染给了几只实验用的豚鼠，证明了这种病可以通过某种昆虫传染给健康的动物。1908年，他又在受感染动物的血液以及蜱和蝉的卵中，找到了落基山斑疹热的病原微生物。1909年，墨西哥斑疹伤寒大暴发，引起了立克次的高度注意。他带着助手专程来到墨西哥城研究斑疹伤寒。在那里，他们又从病人以及受感染的猴子和豚鼠的血液中找到了同类的病原微生物。在虱子的体内也找到了同样的微生物。而且，他们还发现，受感染的猴子痊愈后就有了免疫能力，不会再度遭受感染。

就在研究取得重大突破的时候，立克次却因为和病人的频繁接触，自己也染上了斑疹伤寒，并于1910年不幸去世，年仅39岁。

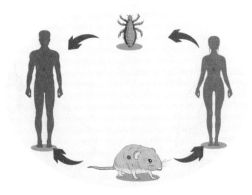

当时，德国汉堡热带病研究所动物研究室主任普洛瓦泽克也在研究斑疹伤寒。1913年，他专门来到塞尔维亚，在病人身上提取了体虱的血液，从

中也找到了病原微生物。同样不幸的是，普洛瓦泽克自己也感染上了斑疹伤寒，并在1915年病逝。

小·拓展

为了纪念立克次和普洛瓦泽克所作出的不朽的贡献，人们把斑疹伤寒的病原体命名为"立克次氏体"，并将这种病原体所属的三大科中最大的一科命名为"普氏立克次氏体"。

　　法国科学家查尔斯·尼科尔于1866年在法国诺曼底的首府鲁昂出生。他的父亲是当地一名医生，给了他最早的医学教育。在鲁昂学习医学之后，他又来到巴黎巴斯德研究所深造。从1903年起，他出任位于北非的突尼斯巴斯德研究所所长。尼科尔兴趣广泛，先后研究过癌症、白喉、麻疹、结核病、猩红热等多种疾病，取得了很多成就。不过他最突出的成就是对于斑疹伤寒的研究，他因此荣获了1928年的诺贝尔医学奖。

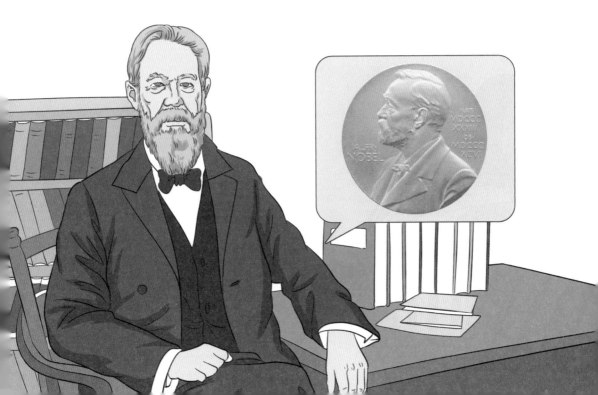

在他的诺贝尔奖受奖辞中，尼科尔回忆了自己从事斑疹伤寒研究的历程。他说："我好像并不是生来就要来研究斑疹伤寒的。"在他的家乡，斑疹伤寒自从1814年以来就绝迹了。1889年，他在鲁昂也只是接触到了少数几例输入病例，这也没有引起他的关注。

1903年1月，当尼科尔到了突尼斯之后仅仅十天，他就在邻近的街区发现了好几例斑疹伤寒病例。那个冬天，斑疹伤寒正在突尼斯肆虐，从农村传播到城市的郊区、棚户区，乃至监狱。尼科尔痛感研究斑疹伤寒的紧迫需要，从6月起，就开始了初步的研究。当时，突尼斯城南80千米处的一座国家监狱里正在流行斑疹伤寒。尼科尔说服了监狱的医生，同意他每周一同去监狱检查犯人的健康状况。正当他准备出发前往的头一天晚上突然咳血，因此没有去成。他说："如果不是这样的话，我和斑疹伤寒的第一次接触毫无疑问就是最后一次了。"他的一个同事带上佣人去了，结果这两个人都染上斑疹伤寒，不久都去世了。当时，突尼斯绝大多数医生都染上了斑疹伤寒，其中三分之一的人都病死了。尼科尔认为，自己后来差不多天天接触病人，却幸运地没有染病，原因是他很快就猜到了这种病是如何传播的。

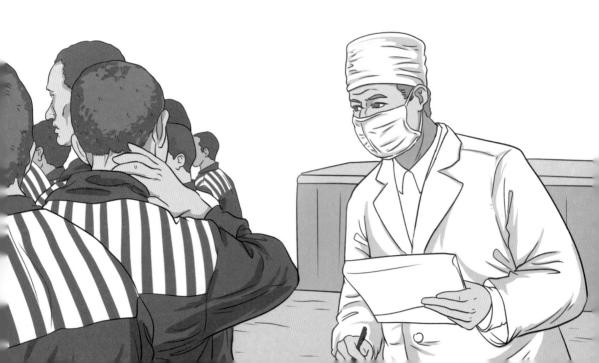

突尼斯国家医院是尼科尔开展研究的重点关注对象。他常常到医院来，穿过那些等待住院的人群。有的病人因体力不支，已经躺倒在医院门口。尼科尔敏锐地观察到一个别人没有注意的现象：在进入住院病房前，斑疹伤寒病人把疾病传染给与他们接触的各种人——照顾他们的家属、接待他们的医生、负责取走衣物的工作人员，乃至负责清洗衣物的洗衣工。但他们一旦住到病房之后，就再也不会把疾病传染给医生、护士或者别的病人。

　　尼科尔找到了这种现象背后隐藏的因素：斑疹伤寒病人住院时，身上所有的衣服都被剥掉，毛发被刮净，而且全身都被清洗干净。那种传播疾病的媒介就应该附着在病人的皮肤或者衣服上，而且能够用肥皂和清水洗掉。这种东西只能是虱子，肯定是虱子！

　　尼科尔首先试图将斑疹伤寒传染到像猴子这样的实验动物身上，可是他失败了。后来他从法国的老师那里要来了一只黑猩猩，然后将从病人身上取的血液注射到这只黑猩猩身上。不久，黑猩猩就发烧了。他又取了黑猩猩的血注射给一只帽猴，帽猴随后也发烧了。接下来，他在这只帽猴身上放了一些虱子，等它们吸过血之后，再把它们转移到另一只帽猴身上，第二只帽猴也被感染了。过几天再做实验时，发现它已经有了免疫力。

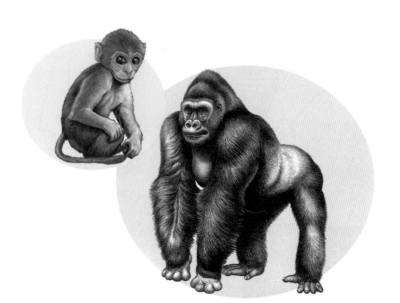

这些具有重要意义的实验是在1909年6月至8月间进行的，9月份，尼科尔和同事一起发表了这些成果。在接下来的几年里，他又做了一系列更具体的实验。头两年，尼科尔用猴子做实验。他发现所有种类的猴子都会感染斑疹伤寒，而且也能产生免疫力。但猴子是一种很贵的动物。所以，尼科尔不得不先将疾病从病人带到一只猴子身上，然后再从一只传到另一只身上，因此实验周期被拉得很长。后来，他发现豚鼠也容易被感染。所以，从第三年开始，他就用豚鼠做实验，这样速度大大加快了。

　　尼科尔发现，人染上斑疹伤寒，会有一系列的症状：发烧、出血性皮疹、小腿肌肉剧痛、烦躁不安等等。可是对于动物而言，发烧是唯一的症状。而且，有的豚鼠在注射了病人的血液后并没有任何症状，只是经过检测，发现其脑组织和血液里已经有了病原体。这是一种不明显的斑疹伤寒。后来尼科尔进一步发现，老鼠感染斑疹伤寒后也没有任何外在的症状。这一点大大地拓宽了病理学的视野。后来，别的科学家也找到了没有症状的登革热患者，进一步证明这种情况是普遍存在的。接下来几年的工作，尼科尔研究的重点是找出预防和治疗斑疹伤寒的办法。他发现康复病人或者动物的血

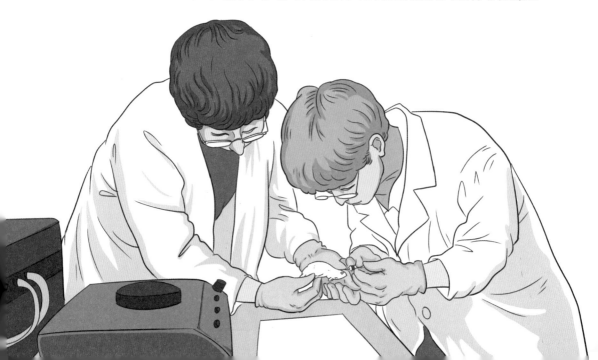

清有很好的治疗效果。后来，这种血清治疗的办法被应用于麻疹病人，在全世界挽救了成千上万人的生命。为了取得更多的血清，尼科尔用驴做实验。他发现驴得的如果只是不发烧的斑疹伤寒，那么，它的血清就没有预防和治疗效果；但当它被感染并出现发烧症状后，它的血清就能起作用了。

在研究斑疹伤寒传播的机理方面，尼科尔也大获成功。他发现，斑疹伤寒病人在发烧前两三天到发烧后两三天，其血液都是带病原体的。在这段时间，虱子都能被感染。而且，带病的小孩子因为症状轻微，不容易引起注意，所以，也更有可能把疾病通过虱子传染给别人。

尼科尔还发现，除了虱子吸血咬破健康人的皮肤外，它的粪便中也带有病原体，因此也能传播斑疹伤寒。虱子将粪便排泄在健康人的皮肤上之后，健康人哪怕是轻微地抓痒而将皮肤弄破，虱子粪便中的立克次体也会通过抓痕进入健康人的体内，从而让他得病。此外，尼科尔甚至还发现，斑疹伤寒对虱子而言是不遗传的。

尼科尔的一系列发现奠定了预防和治疗斑疹伤寒的基础。经过突尼斯卫生部门十几年的努力，斑疹伤寒被驱逐出了矿山和监狱，只有在偏僻的农村还有它的藏身之所。这种预防和治疗措施推广到了全世界。

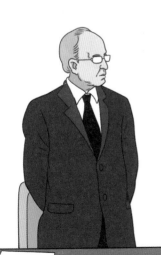
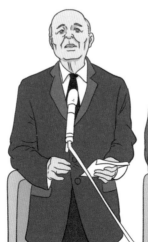
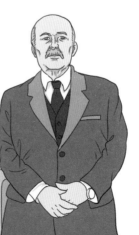

不再"万能"的杀虫剂

在有史以来的很长时间里，人类让小小的虱子伤透了脑筋。对付它最常见的办法，就是洗澡的同时把所有衣物脱下来清洗。为了杀死虱子卵，有时还要将衣服放到热水里烫好久。实在不行，就把衣服全都脱下来烧了。然而，无论如何，总有一些虱子会留存下来继续陪伴人类。难道就没有对付它的特效药吗？科学家们一直在探索。

早在1874年，德国人蔡德勒在做化学试验时，就发现了用几种化学药剂混合，可以制成一种杀虫剂。可惜的是，他当时没有做进一步研究，因而也没有引起广泛注意。

1935年，瑞士化学家保罗·赫尔曼·穆勒着手探索一种能干扰昆虫体内正在进行着的某些化学反应，但是对其他动物却没有害处的有机化合物。他希望这种化合物容易制造，价格低廉，没有什么不好闻的气味，但又能有效地杀死像虱子、蚊子这样的昆虫。另外，对于人、牲畜等其他生物最好是没有什么不利的影响。

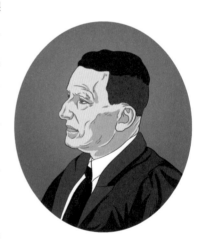

保罗·赫尔曼·穆勒

穆勒花了整整四年的时间找寻这种理想的杀虫剂。1939年9月，穆勒在研究中终于找到了一种叫作"二氯二苯基三氯乙烷"的化合物。这种化合物对绝大多数生物几乎无害，但昆虫一旦接触到它就会死亡。而且，这种化合物性能稳定，易于生产、成本较低——这正是穆勒苦苦追寻的理想杀虫剂。穆勒以名称中每个英文单词的首字母，把这种东西命名为"DDT"。

DDT刚一问世，就引起了世界各国的关注。美国人如获至宝，在第二次世界大战时前线的士兵中广泛应用。人们惊奇地发现，美军不管出现在哪里，他们都大量地携带一种药物，有的是粉末，有的是液体。所到之处，他们都用这种药物对周围环境进行喷洒。这种神奇的药物就是DDT。处于野战状态的美军士兵，四处转战，风餐露宿。有了DDT，不仅可以消灭藏在身上的虱子、跳蚤，而且可以防御外部环境中蚊虫的侵扰。可以说，DDT对保持美军战斗力真可谓功不可没。

1942年，DDT开始在市场上公开出售。1943年，DDT大显神威，在全世界获得了空前的影响。那一年，盟军刚刚占领意大利的那不勒斯。人们担心的是，随着冬天的到来，斑疹伤寒又会在这里流行。为了消灭虱子，大家想到了DDT。于是，士兵和老百姓一起排起了长队，一个个等着接受DDT粉剂的喷洒。结果，虱子全都死了，斑疹伤寒也绝迹了。这是人类历史上第一次制止了正在冬季流行的斑疹伤寒。

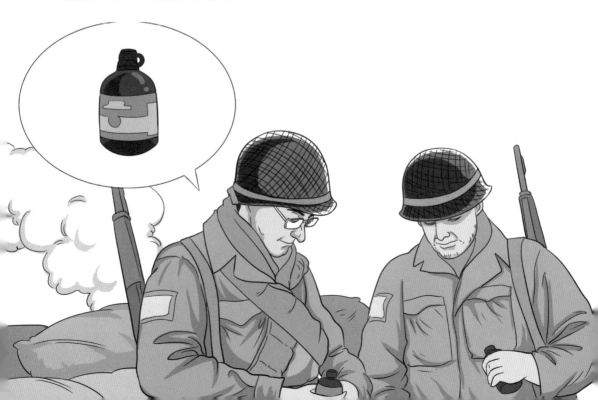

1945年至1946年间的冬天，DDT在日本和朝鲜再次成功应用，消灭了危害约两百万人的虱子。由于DDT的药效维持时间长，杀虫范围广，被人们誉为"万能杀虫剂"。DDT的发现者穆勒也因此荣获了1948年的诺贝尔生理学医学奖。

　　然而，DDT的凯歌没奏多久，就传来了1948年西班牙用DDT防治斑疹伤寒失败的消息。尽管如此，科学家们仍然觉得虱子未必会产生抗药性，因为室内实验表明DDT是很有效的。不过，1950年至1951年间的冬天在朝鲜发生的事件还是让他们大吃一惊。当DDT粉剂在一批韩国士兵身上使用后，出现了不同寻常的结果——虱子不仅没有被杀死，反而更加猖獗了。

　　当研究人员收集虱子进行实验时，发现5%的DDT粉剂已经不能引起它们的自然死亡率的增加。在东京、叙利亚、约旦和埃及等地的难民营中收集来的虱子身上，也得出了同样的试验结果。到了1957年，伊朗、土耳其、埃塞俄比亚、西非、南非、秘鲁、智利、法国、南斯拉夫、阿富汗、乌干达、墨西哥等许多国家都发现虱子对DDT有抗药性。至此，所有事例都表明，DDT对控制虱子和斑疹伤寒已经基本无效。

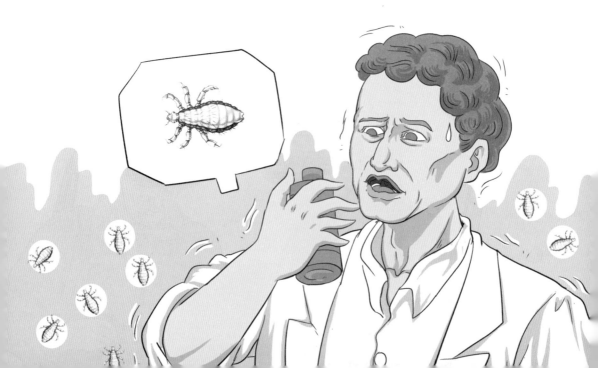

对DDT产生抗药性的不仅仅是虱子。蚊子和苍蝇很快也加入了这种反扑。蚊子的抗药性首先在希腊被发现。1946年，希腊开始大量喷洒DDT灭蚊，并取得了最初的成功。可是到了1949年，人们惊奇地发现，大批成年蚊子不再待在刚刚喷过药的房间和马厩里，而是停息在道路桥梁的下面。后来，蚊子甚至飞到了洞穴、外屋、阴沟里和橘树的叶丛和树干上。很显然，成年蚊子已经具有足够的抗药性，使它们能够从喷过药的建筑物中逃脱出来并在露天下休息和恢复。几个月后，人们甚至在房子中发现它们停歇在刚喷过药的墙壁上。

　　苍蝇的故事同样令人痛心。在意大利撒丁岛，1944年第一次用DDT控制了苍蝇，可到了1947年就不太管用了。1948年，在埃及一些地区及美国的田纳西河谷都发现苍蝇已经对DDT有了抗药性，其他地区也随之出现了这种情况。

　　DDT不管用了，别的杀虫剂又如何呢？1948年，一种新型化学物质——氯丹作为DDT的增补剂被试用。前两年效果看起来还不错，可是到了1950年8月，就出现了蚊子对氯丹具有抗药性。

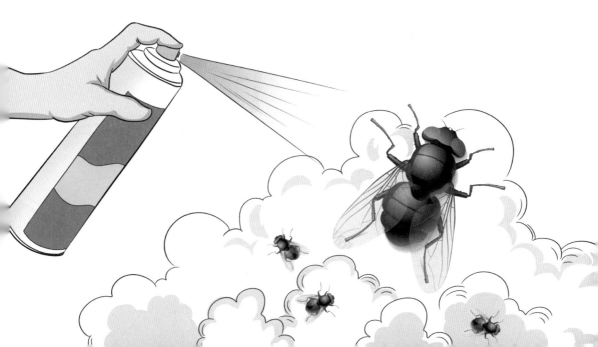

情况变得非常不妙——新的化学药物一投入使用，昆虫的抗药性马上产生。到了1951年年底，DDT、甲氧七氯、氯丹、七氯和六六六都已经被列入失效的化学药物名单中。同时，苍蝇却变得"多得出奇"。而且，这些杀虫剂对人类和动物一般比较安全，但绝不是完全安全无毒。研究表明，成年人一次吃10~20克DDT，就会造成急性中毒死亡。

　　"万能杀虫剂"不灵了。那么，有没有更安全、更有效的杀虫剂呢？

　　或许会有的。但无论如何，人们逐渐明白：虱子、苍蝇、蚊子等作为自然存在的生物，是很难用人工制造的化学药品彻底消灭的。我们该怎么办呢？

　　很多专家现在的共识是，杀虫剂不能解决问题，必须重新依靠一般的卫生措施。

　　对于预防斑疹伤寒而言，关键在于不长虱子。因此，就必须做到经常洗头洗澡，经常换洗衣服床具，控制好传染源，切断传播途径，这样虱子没有了可生存的环境，斑疹伤寒也就难以传播。

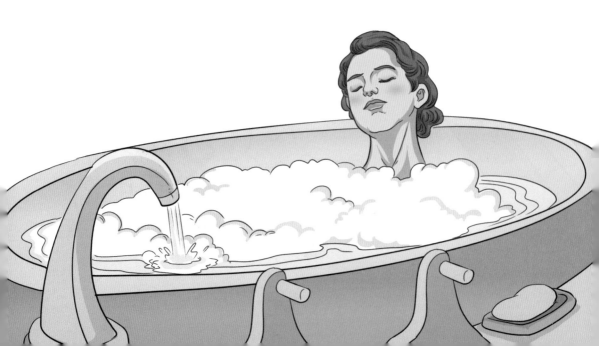

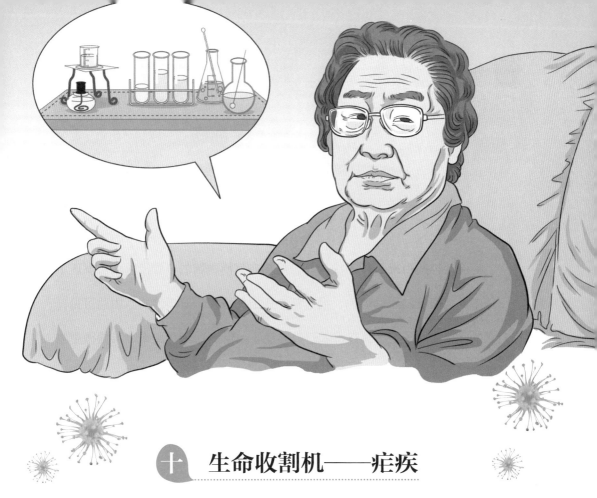

十　生命收割机——疟疾

今天的疟疾，在很多人的眼里，是一种过去只在非洲流行的疾病。事实上，疟疾的分布范围要比我们想象的广得多，而且现在依然是一种发病率非常高的疾病。全球每年有两亿人染上疟疾，大多分布在非洲、印度、东南亚、中美洲等热带区域。不过不必太担心，百年来在科学家们不懈的努力下，疟疾的死亡率已经大幅下降，而它在过去的可怕程度，用"生命收割机"来形容也不为过。

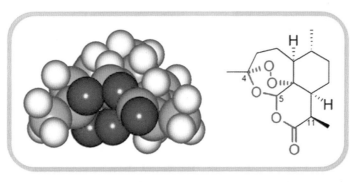

横行无忌的疟疾

　　疟疾这种病由来已久。1996年，纽约自然博物馆的一位工作人员发现了一块中间包裹着蚊子的琥珀，经检测，认定其是九千万年前的。由此可见，疟疾的传播者蚊子在很久以前就已经存在了。但直到19世纪末，英国微生物学家罗斯才证实了疟疾是由蚊子传播的。

　　公元五世纪的罗马帝国非常强大，后因疟疾长时间、大面积流行，军队不能打仗，百姓不能生产，致使国力日衰，抵挡不住日耳曼民族的进攻，最终亡国。日耳曼军队攻陷罗马城后还没来得及欢庆胜利，就因无法控制疟疾的流行，只好弃城而走。

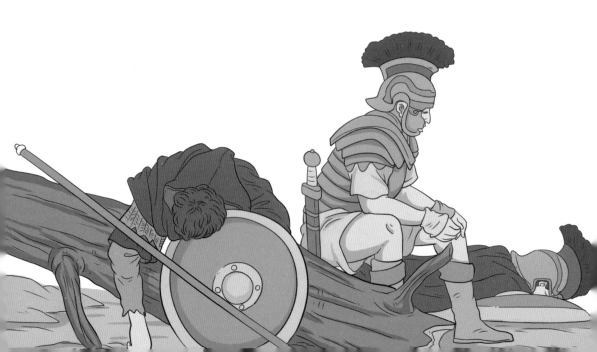

欧洲在1832年、1849年、1866年发生了三次疟疾大流行。

美国南北战争时期，北方联军在准备进攻南军重要据点密西西比州的维克斯堡时，因为疟疾大规模流行，致使这次军事行动严重受挫。

在近代，疟疾的大暴发越来越频繁。20世纪初，全世界每年有三亿人感染疟疾，约三百万人病死。印度的情况尤为严重：医院里有三分之一的病人是疟疾患者，每年直接或间接死于疟疾的人数达百万以上。

疟疾几乎摧毁了巴拿马运河工程。世界性大工程巴拿马运河在开挖时，遇到的最大困难是有很多工人患了疟疾和黄热病，致使工程无法继续进行。当时谁也不知道这种可怕的怪病是怎么来的，以及如何防治。

著名的疟疾专家罗斯的发现对控制疟疾传播起了决定性作用。他在疟蚊的肠胃中发现了人类疟疾原虫的卵囊，证实了人类的疟疾是由疟蚊传播的，并且由此得出结论：只要消灭疟蚊，就可预防疟疾的传播。

由于罗斯的发现，政府下大力气消灭了蚊子，才保证了运河的最后建成。巴拿马区的首任卫生官、负责灭蚊工作的戈尔加斯上将，特地为此向罗斯表示深深的感谢："是您的发现使巴拿马在海峡上建造起运河。"

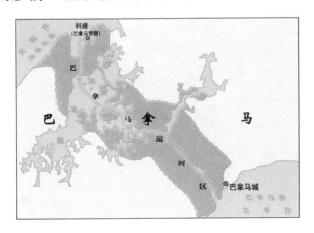

1923年，疟疾肆虐苏联，感染者达1800万人，约720万人丧生。

20世纪60年代，美国在侵略越南的战争中，疟疾在美军中流行，造成减员50万人。因此有人戏称："是蚊子打败了美国人。"

疟疾仅在1997年就与厄尔尼诺现象一起造成150万～270万人死亡。

在非洲，尼日利亚是疟疾高发国，疟疾肆虐给尼日利亚社会和经济发展造成了巨大危害，单是每年死于与疟疾有关疾病的人数就占尼日利亚全国死亡人数的26%。2001年4月曾一度达到高潮。

2002年2月，疟疾又在津巴布韦和莫桑比克蔓延，严峻的形势和患病人数日趋增多，引起南部非洲有关部门的极大关注。世界卫生组织与南部非洲发展共同体旱灾监测中心展开密切合作，监测气候的变化，随时对疟疾暴发作出预报。南部非洲地区也实施预防疟疾的计划。这些计划包括在室内喷洒灭蚊药、使用蚊帐和加强防治疟疾的教育等。

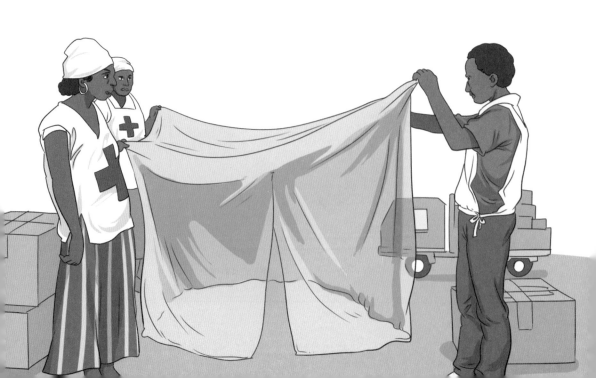

2002年6月，印度暴发疟疾，在东北部的阿萨姆邦超过40万人受到感染，其中73人在六星期内病逝。正是长时间的暴雨令地面到处积水，为蚊子提供了最佳的繁殖场所。

直到现在，疟疾依然威胁着人类：目前全球有108个地区流行疟疾，共有约33亿人受到威胁，每年有两亿多病例，近80万人死亡。

每年有三亿至五亿人次患疟疾，死亡人数近三百万，其中大多数是非洲儿童，通常是在很少或根本没有任何医疗保健服务的遥远乡村。其他极易患疟疾的人群还包括孕妇、难民和迁移的人。

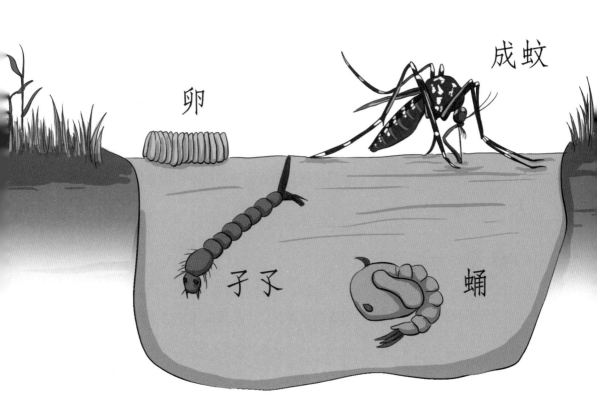

小·拓展

我国曾是疟疾的主要流行区，在20世纪60年代和70年代的两次大范围暴发流行期，每年的疟疾病例超过两千万。20世纪80年代以后，我国的疟疾发病率开始出现明显的下降。21世纪的第一个十年，我国疟疾发病率降到万分之一以下。到了2010年，国家正式启动了消除疟疾的行动计划。自2017年以来，再也没有发生本土疟疾病例。

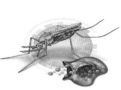

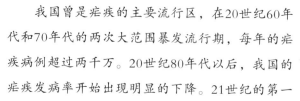

千年疟疾抗争史

人类与疟疾的抗争，已经持续了千余年。在这个漫长的过程中，人类不但发现了疟疾的病原体——疟原虫，还推出了一个又一个治疗疟疾的药物，从一定程度上控制了疟疾蔓延。

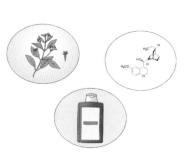

作为对抗疟疾的"武器"，金鸡纳霜、药物级奎宁以及青蒿素等，极大地促进了人类医学史的进步。

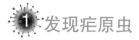 发现疟原虫

要想战胜敌人，首先要知道谁是敌人。单单为搞清楚这个问题，人类就

用了很长的时间。英文中的疟疾一词为"Malaria"，它直接来源于意大利语，意思是"坏空气"，而意大利语中的这个词又可以追溯到罗马时代。当时的人们认为，是沼泽附近飘浮的臭气导致了疟疾。在东方，中国人将这种气体称为"瘴气"。人类虽然很早就模模糊糊地感觉到疟疾与湿热、沼泽有关，但并没有进一步的深刻研究。

进入19世纪，显微镜的发明带来微生物学的飞速发展，人类迅速寻找到伤寒、炭疽等致命传染病的传播源头和致病机理——病菌，人们坚信传播疟疾的也一定是某种病菌，但寻找"疟疾病菌"却迟迟没有进展。1880年，法国医生拉韦朗终于发现了异常：在疟疾病人的血液里，的确存在着某种致病微生物，但它并不是细菌。

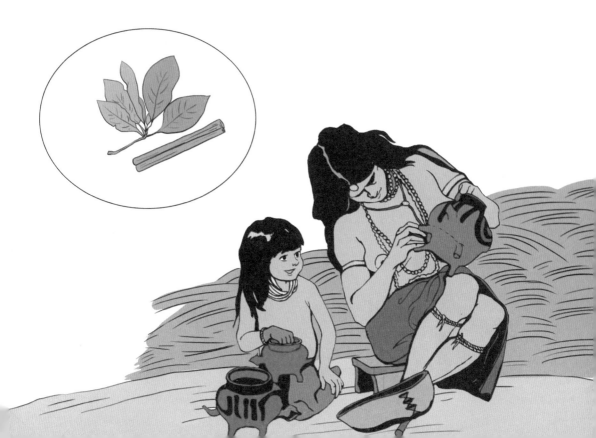

但是拉韦朗的发现没有立刻获得科学界的承认，此时的主流科学界仍然牢牢地抱着"细菌论"不放，诸如炭疽、霍乱、结核病、肺炎、伤寒、白喉、破伤风等致命疾病的病原体通通都是细菌。当时大家的思路是，只要找到致病细菌的存在，就能找到疟疾背后的元凶。所以，他们不在乎这种致病微生物是否为疟疾患者所独有，更别说将这种现象与致病病原体联系起来了。

但在拉韦朗眼里，这绝对隐藏着什么奥秘。所以在日常工作之余，他便开始花大量时间来研究这种微生物。在检验了上百个患有疟疾和未染疟疾病人的血样之后，他发现这些微小生物仅存在于疟疾患者的血样中。

1882年，当拉韦朗从第480位疟疾患者体内发现了同样的病原体后，才确认这些小东西就是导致疟疾的罪魁祸首。为了谨慎起见，拉韦朗又花了整整两年时间将其确认为一种从未见过的寄生虫。之后，他才将自己的重大发

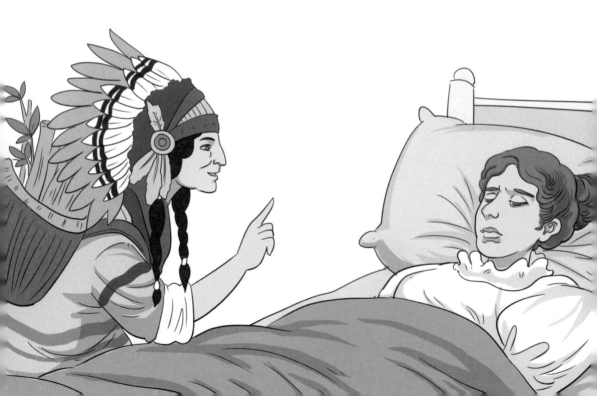

现撰写成一篇论文——《发热疟疾的治疗》，并正式发表。论文中以480份病例资料为基础，详细阐述了这种寄生虫在体内变化、繁殖和侵袭的过程。他还完整地描述了感染过程的系列事件：从颗粒生长开始，吸收色素，直到微粒被充满，随之破裂并伴随着疟疾相伴的高烧出现。

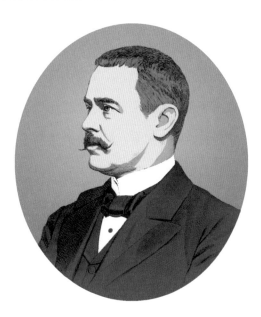

直到1889年，主流学术界基本上肯定了拉韦朗的发现，认为疟原虫的确为疟疾的病原。获得认可后的拉韦朗并没止步于此，他又赶忙研究疟原虫人体外的生活史，试图将其扼杀在摇篮之中。他想方设法检测了疟疾病区的土壤、饮水和空气，却始终找不到疟原虫的踪迹。

罗纳德·罗斯

虽说这项研究以失败告终，但却启发了另一位科学家罗纳德·罗斯。罗斯在疟蚊体内发现了疟原虫的卵囊并因此摘得诺贝尔奖。

❷ 从金鸡纳树皮到药品奎宁

世界历史上有一个奇怪的现象：欧洲人从15世纪发现美洲新大陆开始，迅速对美洲进行殖民，但是对近在咫尺的非洲，却一直到19世纪才展开大范围的开发。

那么，为什么欧洲人放着家门口的非洲不去，反倒要去美洲呢？就是因为疟疾作怪。由于对疟疾认识不清，欧洲人长期没有有效的治疗方法，而非洲大陆又是疟疾的发源地。可以说，疟疾阻滞了欧洲人迈向非洲的步伐。

疟疾原本在美洲大陆也曾流行传播，但秘鲁的印第安人发现，美洲豹、狮子在染上疟疾后，总能奇迹般地"自愈"。

后来印第安人通过跟踪才知道，原来美洲豹和狮子患病后，会啃嚼金鸡纳树皮来治疗。于是，印第安人开始用金鸡纳树皮泡水。逐渐，金鸡纳树皮也成为治愈疟疾的民间偏方。

随着欧洲殖民者入侵美洲，最初很多人都曾感染上严重的疟疾，包括西班牙驻秘鲁总督的夫人安娜。

传说，就在安娜病危之际，一位印第安姑娘为她偷偷送去金鸡纳树皮研成的粉末，安娜服用后不久便转危为安。从此，金鸡纳树皮很快在西班牙家喻户晓。

后来，一名西班牙传教士将金鸡纳树皮带回欧洲。经科学家悉心钻研，他们发现，不仅是树皮，金鸡纳树的树根、树枝、树干中，含有多达25种以上生物碱，树皮中的含量尤其丰富。而在金鸡纳树皮含有的生物碱中，70%为奎宁。

1737年，人们发现奎宁对治疗疟疾非常有效。两位法国化学家白里悌与卡芬土，把奎宁从金鸡纳树中单离出来，被称之为圭宁或金鸡纳霜。1850年开始，欧洲人将奎宁溶于碳酸水里，称它为"汤力水"，并大规模生产、发放给被派往非洲和印度等热带地区作战的士兵。有了药物级的奎宁，欧洲人才打开了非洲内陆的大门，从而在很短时间内几乎控制了全非洲。

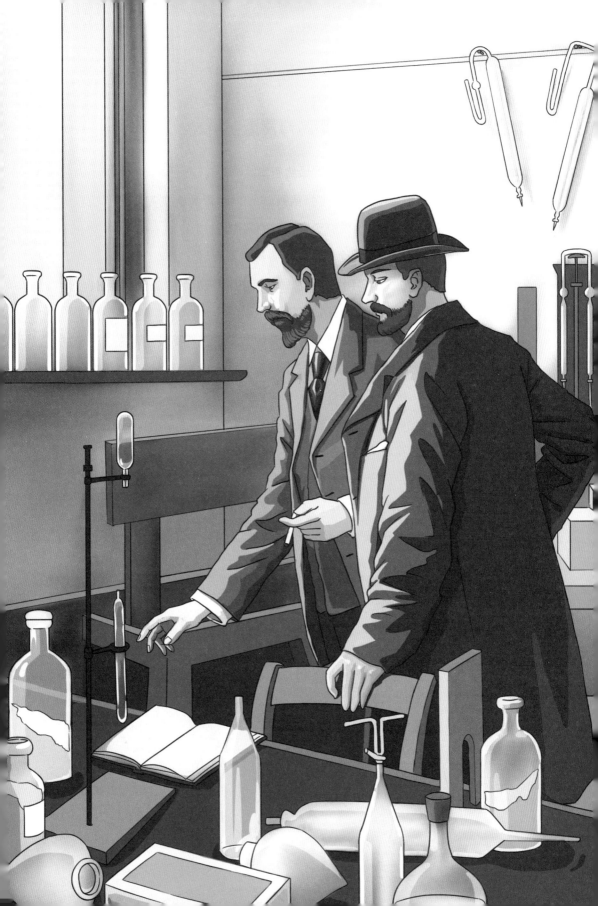

"精准狙击"的抗疟药青蒿素

然而，奎宁并不是治疗疟疾的最终答案。

如果说，奎宁是对疟疾的"狂轰乱炸"，而青蒿素则完全是"精准狙击"，它不仅高效，同时也没有奎宁剧烈的副作用。

据史料记载，病人服用奎宁后，很容易出现腹泻、哮喘、耳鸣、急性溶血等不良反应。20世纪60年代，疟原虫对奎宁类药物产生抗药性，致使全世界两亿多疟疾患者无药可治，死亡率急剧上升。

此时，来自中国的科学家屠呦呦及其团队发现了青蒿素，带来了一种抗疟新药。以青蒿素类药物为基础的联合疗法，至今仍是世界卫生组织推荐的抗疟疾标准疗法，挽救了全球数百万人的生命。

屠呦呦本人也因创制新型抗疟药——青蒿素和双氢青蒿素，荣获2015年诺贝尔生理与医学奖。

青蒿素的发现，为全人类找到了对抗疟疾的新武器。

据估计，2010年至2017年，各国共采购超过27.4亿个以青蒿素为基础的复方药物疗程，其中98%用于世卫组织非洲区域。青蒿素为长久以来受疟疾"死亡缠绕"的非洲大陆带去了希望。

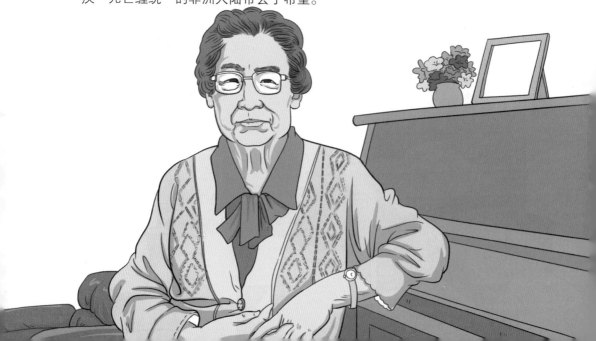

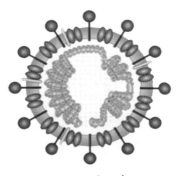

SARS病毒

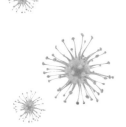
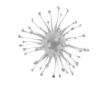

十一　现代社会的考验——非典

　　非典型肺炎，简称"非典"，专业术语称作"重症急性呼吸综合征"。非典曾经像一位不速之客，于2002年冬季悄然降临于我国南方，在2003年春夏之交迅速蔓延至全国大多数地方，并扩散至东南亚乃至全球。其来势之猛，危害之烈，至今想来仍令人心悸！

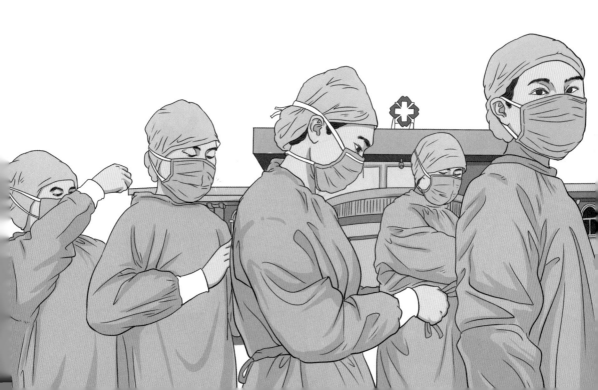

来到中国的不速之客

2002年11月，一个普通的冬季，谁也不会料到一位不速之客悄悄地来到了人间，它就是"非典"。

这次非典型肺炎的流行始于我国的广东省。最初感染非典的患者是2002年11月16日在佛山市禅城区发现的，当时并没有引起注意。第一例报告病例的患者是2002年12月15日在河源市就医的黄杏初。

黄杏初是广东省河源市紫金县柏埔镇东方村人。2002年12月5日，在深圳一家酒楼里当大厨的黄杏初开始觉得不舒服，发热、畏寒、全身无力。去医院打了吊针后，病情未见好转，随后回到河源紫金县柏铺镇老家。12月15日，在家休息了一周后的黄杏初一直发烧，病情加重，被送到河源市人民

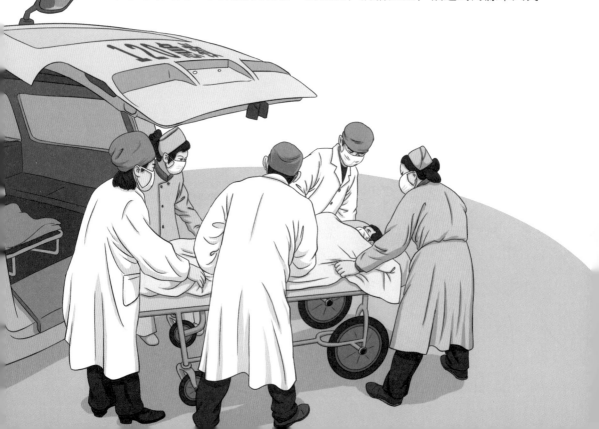

医院治疗。河源医院曾为黄杏初治疗过的九位医护人员先后有了非典症状，因此怀疑黄杏初的病具有传染性。12月17日，黄杏初的病情加重，出现呼吸困难。当天下午，由河源市人民医院送到广州军区总医院抢救，当晚9时到达广州。当时黄杏初已经神志不清。到医院的第二天，黄杏初用上了呼吸机。12月27日，黄杏初病情好转，结束了靠呼吸机维持生命的日子。

由于疫情尚未充分展现，中国政府在2003年2月之前并没有每日向世界卫生组织通报广东地区的疫情。2月10日中国政府将该病情况通知了世界卫生组织。这时正值中国春节前后，春运期间大量的人口流动导致了疫情的扩散。比疫情扩散更快的是谣言和恐慌，有关熏白醋、喝板蓝根能预防怪病的传言兴起，市面上开始抢购这些商品。

2003年2月12日，因为认为疫情不严重，中国足球队和世界冠军巴西足球队的友谊赛正常进行，双方战成0:0，现场球迷爆满，超过5万人。2003年2月14日，广东省报告病例总数仍然是305例，已连续五天无新病例出现。媒体报道非典型肺炎疫情影响不大，广州旅游市场淡季不淡。原定2月18日在天河体育场举办的"2003罗大佑广州演唱会"也没有推迟，演出制作、排练等一切计划如常进行。

2003年2月21日，染病的广州中山大学第二附属医院退休教授刘剑伦去

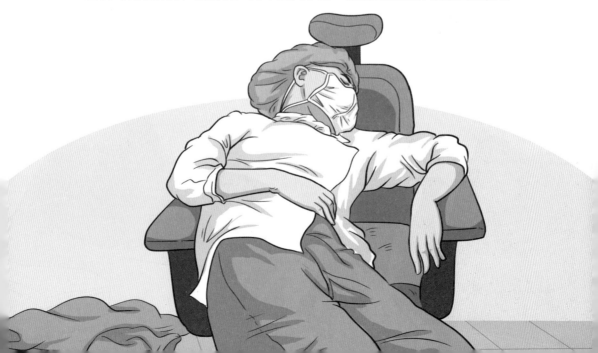

香港出席亲属的婚礼，入住香港京华国际酒店911号房间，将疾病传染给另外七名旅客。刘剑伦于2月22日前往广华医院急症室求诊，并在3月4日不治去世。2月下旬，一名常驻上海的美国商人在途经香港到达越南河内后确认染病，之后河内当地医院的多名医疗人员也受感染。该病人又

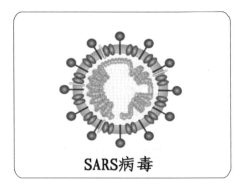

SARS病毒

回到香港接受治疗，后于3月14日去世。常驻河内的世界卫生组织医生卡尔娄·武尔班尼向世界卫生组织通报了当地医疗人员的病情，并将该病命名为SARS。之后，这名医生因非典型肺炎于3月29日去世。

2003年3月6日，北京接报第一例输入性非典病例。

2003年3月12日，世界卫生组织发出了全球警告，建议隔离治疗疑似病例，并且成立了一个医护人员的网络来协助研究SARS疫情。该网络包括了一个安全网站来进行X光片研究以及国际电话会议。

3月15日，世界卫生组织正式将该病命名为SARS。

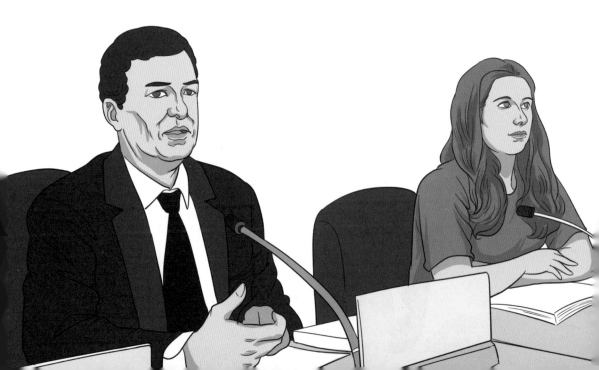

2003年3月15日后，世界很多地方都出现了"重症急性呼吸综合征（SARS）"的报道，从东南亚传播到澳大利亚、欧洲和北美。印度尼西亚、菲律宾、新加坡、泰国、越南、美国、加拿大等国家都陆续出现了多起非典型肺炎案例。

3月18日，中国外交部发言人称世界卫生组织向中国卫生部通报了近来有关国家发生非典型肺炎的有关情况，并高度评价了中国政府在处理广东非典型肺炎时所采取的有效措施。

3月31日，中国推出了《非典型肺炎防治技术方案》，并公布在互联网上。中国工程院院士洪涛教授称非典型肺炎的致病源已经成功分离，很可能是一种新变异的衣原体。

2003年4月2日，中国政府承诺与世界卫生组织全面合作，并向世界卫生组织申报了所有案例。中国广东省3月份有361起新病例，9人死亡。同时，北京、山西、湖南也有人感染。4月3日，世界卫生组织的专家到达广东，视察疫情并与当地专家讨论疫情发展情况。4月8日，世界卫生组织的五名专家结束了对广东六天的考察后抵京。他们对广东省做出的努力和取得的成效给予了高度评价。4月9日，世界卫生组织专家、德国病毒学专家普赖泽尔在北京举行的中

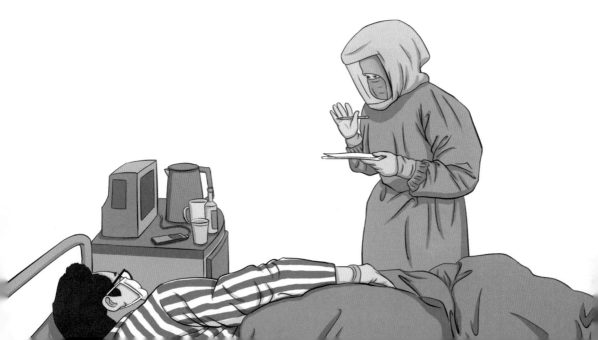

外记者新闻发布会上说："广东的经验可以成为中国其他地区，乃至全世界的范例。"

2003年4月13日，我国决定将非典型肺炎列入《中华人民共和国传染病防治法》规定的法定传染病进行管理。4月15日，世界卫生组织将新加坡、中国台湾地区、加拿大多伦多、越南河内及中国广东省、山西省及香港列为疫区。4月16日，世界卫生组织正式宣布SARS的致病原为一种新的冠状病毒，并命名为SARS病毒。

2003年4月17日晚11点半，北方交通大学计算机学院一位住在交大嘉园B座15层男性学生孙某，因为发高烧被送到学校医院进行检查。孙某是2002级的学生，4月1日在军训时得了感冒，之后多次到医院治疗。由于符合非典四大病征，孙某连夜被送往北京市人民医院，经确诊后迅速被转往专门收治非典患者的北京市温泉胸科医院进行治疗。4月18日，与孙某同宿舍和隔壁宿舍的学生开始出现集体发热现象。到4月19日，病情开始蔓延，该楼12层一个宿舍出现发烧症状。从4月16日至19日，学校共出现发热症状31人，其中送出医院治疗13人，校医院治疗观察18人，重点监测观察85人。4月20日，北方交大内

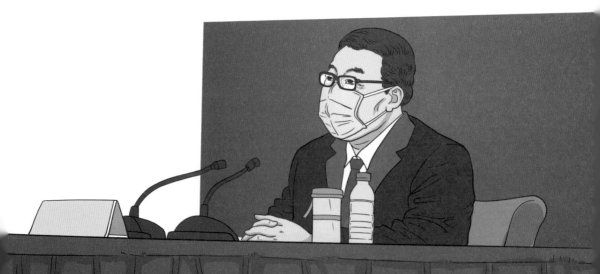

大量出现低烧患者，疑似病例急增。4月20日，卫生部宣布实行"疫情一日一报制"。北京市公布的非典确诊病例数从前一天的37例增至339例。北京新增病例超过100例，疑似病例增至600人以上。4月21日，北京确定首批6家非典定点医院。4月22日，北京市打算启用小汤山医院作为防治非典的专门医院。4月30日小汤山医院启用，北京市SARS病人都进入此医院治疗。

2003年5月9日，北京宣布医务人员的非典感染比例已呈明显下降趋势：4月21日至5月1日，每天平均是15.81人；5月2日至5月8日，平均每天6.3人。北京非典病例呈大幅下降趋势。5月19日，北京非典新增病例数降至个位。5月21日，北京最后一名非典病例张某从北京地坛医院出院。5月23日，北京市747名密切接触者全部解除隔离，北京地区非典患者的救治工作已经结束，非典传播链完全切断。6月10日，北京连续三天保持确诊病例、疑似病例、既往疑似转确诊病例、既往确诊病例转为疑似病例数均为零的"四零"纪录。6月15日，中国内地实现确诊病例、疑似病例、既往疑似转确诊病例数均为零的"三零"纪录。

2003年7月13日，全球非典患者人数、疑似病例人数均不再增长，本次非典疫情基本结束。

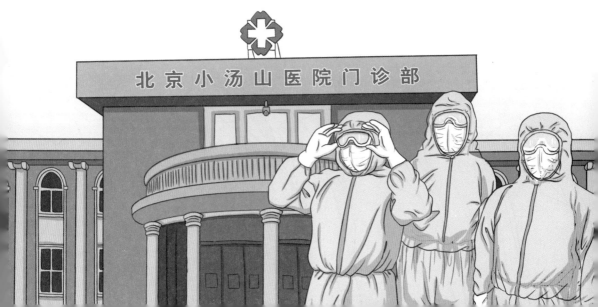

从恐慌到了解

非典型肺炎从到处肆虐到被有效地加以控制，我们对它经历了一个从一无所知到耳熟能详的过程。

以前我们都知道普通肺炎会引起高烧，一般并无生命危险。但属于这个家族的非典型肺炎，我们却极其陌生，它那巨大的杀伤力及快速的传播性令我们退避三舍。

非典型肺炎是由支原体、衣原体、军团菌、立克次体、腺病毒以及其他一些不明微生物引起的肺炎，而典型肺炎是指由肺炎链球菌等常见细菌引起的大叶性肺炎或支气管肺炎。非典型肺炎主要通过近距离空气飞沫和密切接

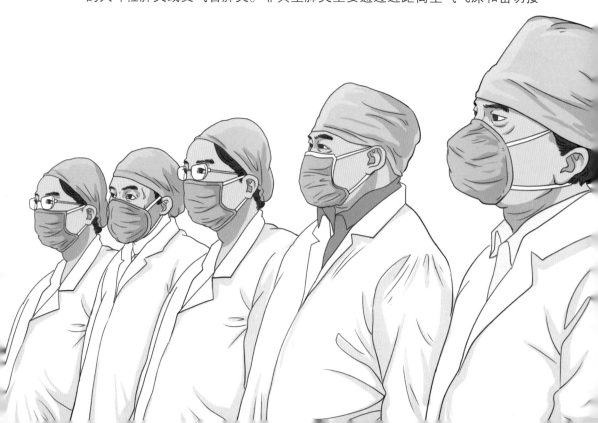

触传播，是一种呼吸道急性传染病，临床主要表现为呼吸衰竭，在家庭和医院有聚集感染现象。其潜伏期为2~12天，通常感染4~5天后发病。

病人通常以发热（体温38℃以上）为首发症状，多为高热，并可持续1~2周以上，伴有寒战或其他症状，包括头痛、全身酸痛和不适、乏力，部分病人在早期也会有轻度的呼吸道症状（如咳嗽、咽痛等）。发病2~7天后，病人会有干咳、少痰、呼吸困难，少数发展为急性呼吸窘迫综合征，约10%的病人需要机械性通气。血液化验时白细胞数大多正常或降低，胸部X线片显示出不同程度的肺炎改变。

非典型肺炎与流感具有一些相似的临床表现，如发热、全身酸痛、乏力、咳嗽、咽痛等。而流感通常数日后好转，较少出现肺炎。可见，"非典"具有很强的迷惑性，不易察觉，而其一旦发作，速度极快。因此，"非典"刚出现时死亡率很高。

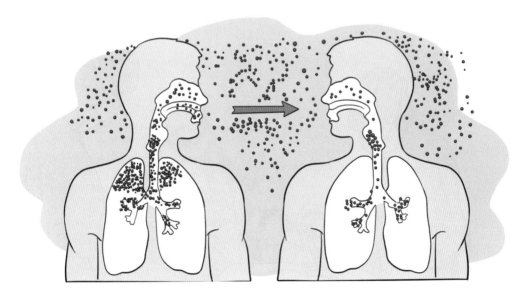

世界卫生组织曾公布，"非典"死亡率与患者年龄有很大关系，年龄越大死亡危险也越大。各年龄层的死亡率分别为：24岁以下的不到1％，25岁到44岁的为6％，45岁到64岁的是15％，而65岁以上的超过50％。

全国非典型肺炎防治组疫情分析专家徐德中在2003年5月31日用图表的方式，分析了"非典"流行的规律：非典型肺炎的流行，往往从医务人员暴发开始，医院成为重要的传染源，然后才传染到其他人，这已是世界各国发生"非典"流行的普遍规律。可见，医务人员是抗击非典的排头兵，是第一道防线。我们应该重视医院感染，做好医务人员的个人防护。

据统计，感染SARS的数千人中，很少有儿童。感染症医学专家认为，小朋友因常感冒，可能对SARS病毒有交叉保护力，加上幼儿免疫细胞激素反应比成年人弱，即使感染SARS，也不易引发重症。也就是说，小朋友免疫力比较脆弱，也许感染过SARS病毒，可能因此产生交叉抗体，从而产生了部分免疫力。

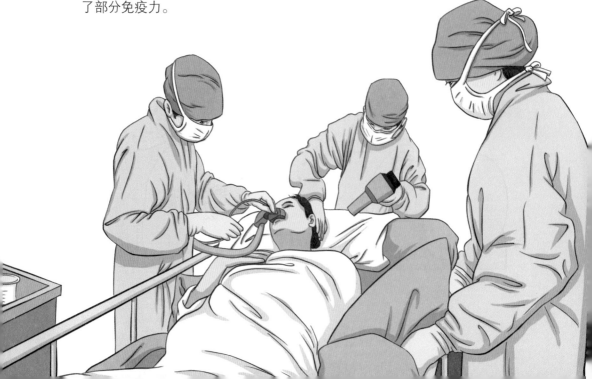

成年人免疫系统强，遇SARS病毒入侵时，身体会发动强烈细胞激素反应与病毒作战，形成巨大的免疫风暴，将肺部的组织破坏殆尽，导致病人呼吸困难。

多年以后，流行病学家发现，"SARS"病毒的宿主是一种叫作中华菊头蝠的生物，它体内的病毒感染给南方一种野生动物果子狸。后者成为SARS冠状病毒（SARS-CoV）传染给人的中间宿主。而果子狸，是当时广东颇有名气的一道野味。此后，中国政府出台《中华人民共和国野生动物保护法》，禁止捕杀与食用野生动物。

当人们了解了"非典"的情况后，恐慌逐渐消失，人们更加理性地加强自我保护。科研人员也在继续探索和研究，以期研制出有效疫苗阻断"非典"卷土重来的可能。

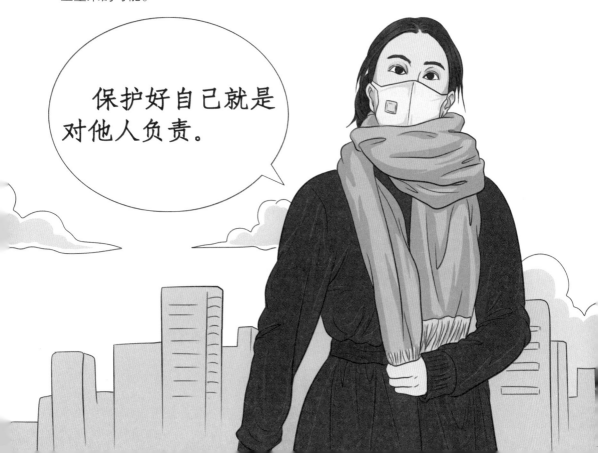

保护好自己就是对他人负责。

SARS预防措施

因为我们对SARS的认识有限，尚未研制出疫苗，所以预防显得十分有必要，以下是一些预防的措施：

（1）开展冬春季呼吸道传染病预防的科普宣传，使群众了解此病的特征与预防的方法，争取做到早发现、早报告、早隔离治疗病人，避免群众乱投医、乱服药。

（2）户内经常通风换气，促进空气流通，勤打扫环境卫生，勤晒衣服和被褥等。

（3）经常到户外活动，呼吸新鲜空气，增强体质。

（4）对出现一例或多例病人的家庭，应进行医学监测，并由当地疾病控制机构采取消毒措施。

（5）保持良好的个人卫生习惯，打喷嚏、咳嗽和清洁鼻子后要洗手。洗手后用清洁的毛巾和纸巾擦干。不要共用毛巾。

（6）注意均衡饮食、定期运动、充足休息、减轻压力和避免吸烟，根据气候变化增减衣服，增强身体的抵抗力。

（7）出现病例较多的局部地区要加强卫生宣传，还要在病人周围加强监测，避免前往空气流通不畅、人口密集的公共场所，减少群众性集会。

（8）要保持空调设备的良好运行，并经常清洗隔尘网，保证商场、超市、影剧院等场所中央空调系统的送风安全，必要时应对供送气设备进行消毒（方法同公共场所）。根据季节变化，尽可能开窗通风换气。

"抗非"英雄

　　"非典"这种人类从未见过的疫情与中国不期而遇，经过短暂的恐慌后，越来越多的中国人逐渐意识到，这是一场需要全民投入才能打胜的"战争"。在防治非典型肺炎的斗争中，涌现出一大批感人肺腑、可歌可泣的先进人物和先进事迹。广大医务工作者，无私无畏，前赴后继，奋战在抗击非典第一线，体现了临危不惧、救死扶伤的奉献精神和视患者如亲人的高尚医德医风；许许多多干部群众，恪尽职守，忘我工作，以实际行动参与和支持防治"非典"的斗争，体现了对人民极端负责的精神和良好的职业道德。

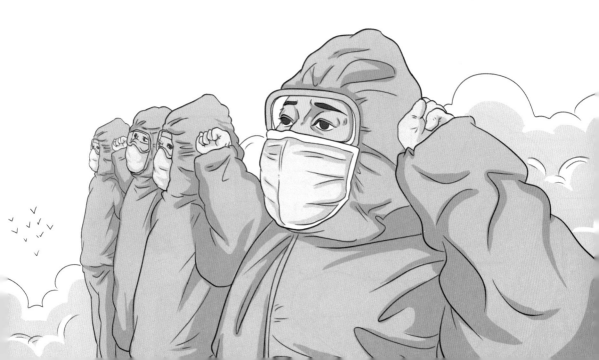

钟南山——站在抗击"非典"的第一线

钟南山，1936年10月出生，福建厦门人。他是中国工程院院士、著名呼吸病学专家，也是中国抗击非典型肺炎的领军人物。

2002年12月，广东出现非典病疫，导致病人死亡，引起社会恐慌，危重的"非典"病人病情重，传染性强。抗击"非典"初期，由于医护人员与病人接触密切，往往是抢救一个病人，病倒两三个医生。呼吸内科专家钟南山在这个时候临危受命，奔赴抗击"非典"的第一线。

当时人们谈"非"色变，许多病人情绪低落。钟南山在抗击"非典"的第一线上，首先为病人树立信心。他主动承担突发公共卫生事件代言人的角

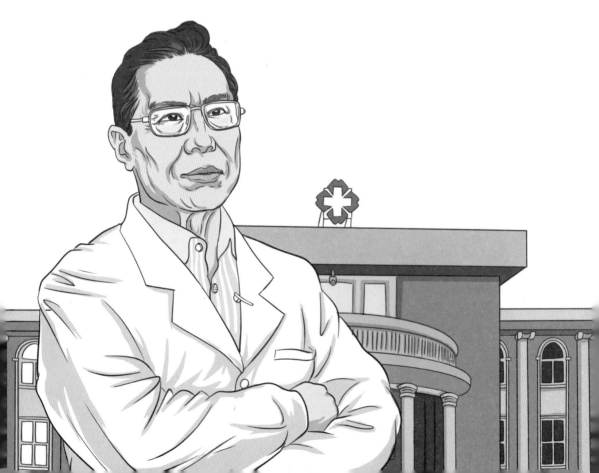

色，向公众普及卫生知识。无论是会诊、出席讲座，还是指导治疗、检查病人，他都一丝不苟，事必躬亲。钟南山每天要到病房走几趟，除了查看病人外，还仔细了解每一位医护人员的身体状况，检查隔离措施是否到位。他曾经一连38小时没合过眼。

在抗击"非典"中，钟南山最早制定出《非典型肺炎临床诊断标准》。他率先带领团队投入救治行动，确立广东病原学，组织广东"非典"防治研究。他带领课题组在全世界率先探索出一套有明显疗效的防治经验，被世界卫生组织的专家组认为对全世界抗击非典型肺炎具有指导意义。

钟南山不顾生命危险救治危重病人，奔赴疫区指导医疗救治工作，倡导与国际卫生组织合作，主持制定我国"非典"等急性传染病诊治指南，为战胜"非典"疫情作出了重要贡献。

在抗非斗争中，钟南山面对种种困难和压力，他表现出智慧和刚毅；面对同事和病人，他表现出博爱和仁厚。钟南山的名字已经成为抗击非典斗争中一面飘扬的旗帜。

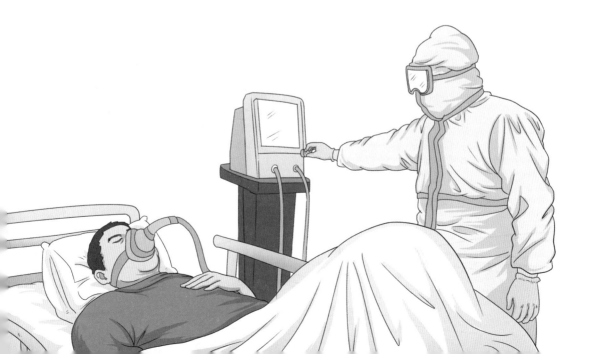

❷ 叶欣——"这里危险，让我来！"

2003年春节前后，一种极具传染性的疾病——非典型肺炎在广州一些地区流行，叶欣所在的广东省中医院开始收治"非典"病人。

这是一场没有硝烟的战争！随着医院"非典"患者的急剧增多，身为急诊科护士长的叶欣身先士卒，从2月8日便开始加班，忙的时候甚至拒绝接听家人的电话。

原有冠心病的"非典"患者梁先生，因发热咳嗽前来急诊，短期内病情急剧恶化，呼吸困难，烦躁不安。叶欣迅速赶来，娴熟地将病床摇高，让患者呈半坐卧位，同时给予面罩吸氧，静脉注射强心药，监测心率、血压、呼吸……两小时过去了，患者终于脱离了危险。叶欣顾不上休息，又拖着疲惫的身躯投入到另一个患者的抢救中去。高风险、高强度、高效率，叶欣像一台永不疲倦的机器全速运转着，将一个又一个患者从死神手中夺了回来。

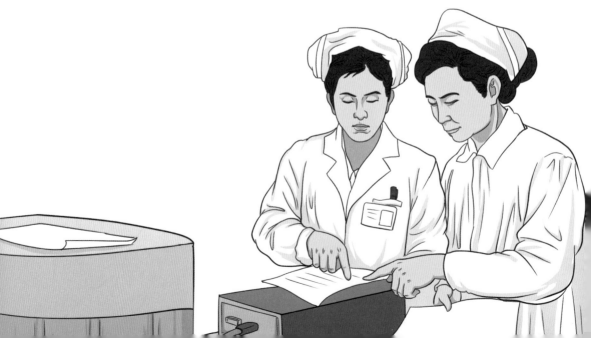

为了保持患者呼吸道通畅，必须将堵塞其间的大量脓血痰排出来，而这是最具传染性的。一个"非典"重症患者的抢救，往往伴随多名医护人员的倒下。面对危险和死亡，同事们总能听到叶欣斩钉截铁的话语："这里危险，让我来！"叶欣默默地作出一个真情无悔的选择——尽量包揽对危重病人的抢救、护理工作，有时甚至声色俱厉地把同事关在门外，毫无商量的余地。她深知，也许有一天自己可能倒下，但能让自己的同事不受感染，她心甘情愿！

2003年3月4日清晨，叶欣仍像往常一样早早来到科室，巡视病房，了解危重病人病情，布置隔离病房……虽然上班前她就感到身体疲倦，但还是坚持忙碌着，密切关注着每一个患者的病情。劳累了一上午，她连水都没喝一口，只觉得周身困乏疼痛，不得不费力地爬到床上休息。中午刚过，叶欣开始出现发热症状，病魔最终没有放过她。经检查，叶欣染上了非典型肺炎。

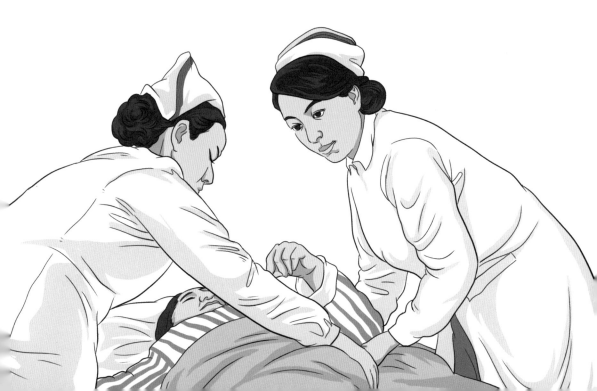

叶欣的病情牵动了所有人的心。然而，多少人的努力和呼唤，都没能挽留住叶欣匆匆离去的脚步。3月25日凌晨，叶欣永远离开了她所热爱的岗位、战友和亲人。

小·拓展

　　每两年评选一次的南丁格尔奖章，是国际医学界对护士的最高荣誉和褒奖。2003年5月12日，红十字国际委员会破例授予叶欣南丁格尔奖章。叶欣，用她的生命践行了南丁格尔的名言："在可怕的疾病与死亡中，我看到人性神圣英勇的升华。"

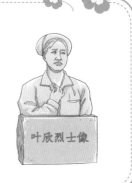

叶欣烈士像

③ 范信德——"我来送。"

　　范信德是中山大学附属第二医院的一名司机，平实的广东汉子，同事们叫他"德叔"，在广东"非典"暴发最为严重的时刻，他用自己的行动，实现了一个共产党员"舍己为人、不怕牺牲"的铮铮誓言。

　　在对抗非典型肺炎的战斗中，面对转运危险病人的通知，范信德说："我来送。"

　　要转送的病人是一位重症非典患者，虽然知道病人有一定的传染性，但接到命令后，范信德没有犹豫。医院为他准备了三个口罩，他穿好制服、戴好口罩、手套，马上准备出车。上午10点40分，病人被送上了救护车。下楼梯的时候，范信德看见病人的吸氧瓶开得不够大，还主动走到病人身旁为他调大了氧气。当时，病人的好几个家属都要随车前往三院，范信德对他们说："这病会传染，你们还是不要太多人跟着吧。"在他的劝说下，救护车上仅留下一人陪同。

二院保卫科卢炳强同志清楚地记得，近中午时分，范信德送完病人回来，换下口罩、手套、衣服后，对他说："这车送过传染病人，我得好好洗洗，免得把别人传染了。"后来大家才知道，由于病人病情很重，路上一直在呕吐，车上全是呕吐物。洗车的时候，范信德亲自拆洗车上的坐垫，换下被子等物品。

大年初二，范信德出现了发烧症状，但由于初三他要替别人顶班，初四自己要值班，所以没有在意。初四，他打电话告诉妻子自己发高烧，手脚发软。妻子还没有意识到他感染了"非典"，只是托人带了粥、衣服给正在加班的他。

大年初五，范信德住进了医院。由于病情发展得很快，2月16日范信德

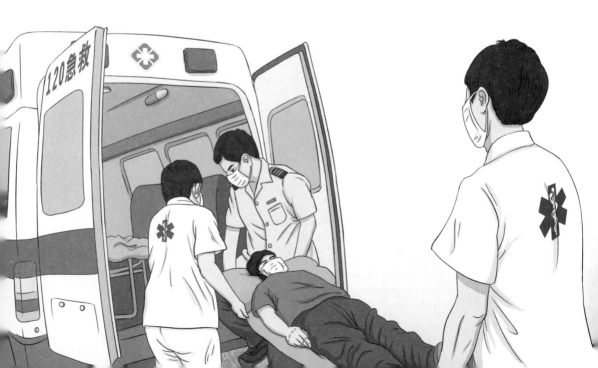

被送进了ICU，上呼吸机后，家人再没能和他见过面。因照顾他也染病住院的妻子只能每天让护士带字条："我们在这里支持你，希望你能够渡过难关。"他最后一次给妻子打电话还说："你们放心吧，我没事的。"谁知，这次通话竟成了夫妻的永别。

2月23日，因抢救无效，范信德在抗"非典"战斗中殉职。

从1963年参加工作，范信德在中山二院工作了整整40年，总是不怕苦、不怕脏，积极主动配合医生完成任务。每次医院接到伤病情通知，他总是以最快的速度赶到现场。

兢兢业业地工作，平平凡凡地生活，这就是范信德一生的真实写照。没有豪言壮语，也没有惊天动地，但是，范信德在抗"非典"战斗中的突出表现，正是他作为一个医务工作者长期对工作尽职尽责、对病人无私奉献、对医院衷心热爱的积淀。这些，看来平凡，实则伟大。

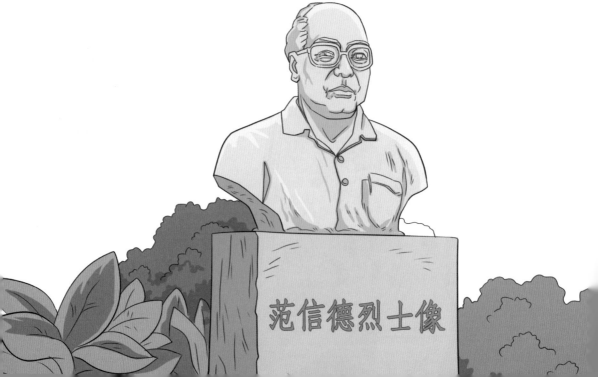
范信德烈士像

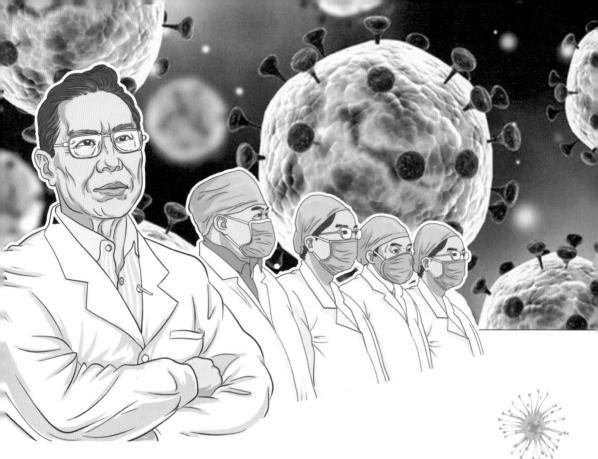

 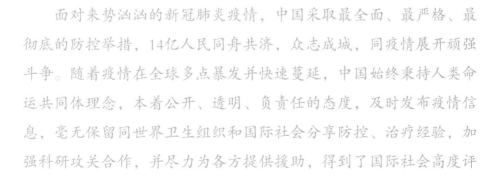

十二 病毒家族新成员——新型冠状病毒

　　面对来势汹汹的新冠肺炎疫情，中国采取最全面、最严格、最彻底的防控举措，14亿人民同舟共济，众志成城，同疫情展开顽强斗争。随着疫情在全球多点暴发并快速蔓延，中国始终秉持人类命运共同体理念，本着公开、透明、负责任的态度，及时发布疫情信息，毫无保留同世界卫生组织和国际社会分享防控、治疗经验，加强科研攻关合作，并尽力为各方提供援助，得到了国际社会高度评价和广泛认可。

认识新冠肺炎

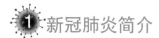新冠肺炎简介

冠状病毒是在自然界广泛存在的一种病毒，也是一个大型病毒家族。因为该病毒表面的凸起在电子显微镜下像国王头上戴的王冠，所以叫冠状病毒。截至目前发现，冠状病毒仅感染脊椎动物，可引起人和动物呼吸系统、消化系统和神经系统疾病。新型冠状病毒（2019-nCoV）属于β属的冠状病毒，有包膜，颗粒呈圆形或椭圆形，直径60~140nm。冠状病毒对紫外线和热敏感，56℃30分钟、乙醚、75%乙醇、含氯消毒剂、过氧乙酸和氯仿等脂溶剂均可有效灭活病毒，氯己定不能有效灭活病毒。新型冠状病毒感染的肺炎，简称"新冠肺炎"。

2020年2月21日，国家卫生健康委发布了《关于修订新型冠状病毒肺炎英文命名事宜的通知》（国卫医函【2020】70号），决定将"新型冠状病毒肺炎"英文名称修订为"COVID-19"，与世界卫生组织命名保持一致，中文名称保持不变。

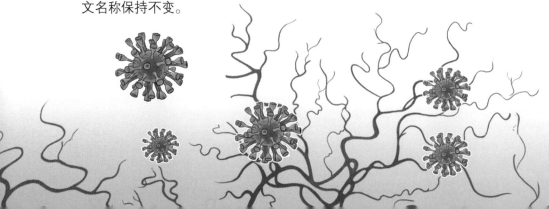

流行病学特点

（1）传染源

传染源主要是新型冠状病毒感染的患者和无症状感染者，在潜伏期即有传染性，发病后5天内传染性较强。

（2）传播途径

经呼吸道飞沫和密切接触传播是主要的传播途径。接触病毒污染的物品也可造成感染。

在相对封闭的环境中长时间暴露于高浓度气溶胶情况下存在经气溶胶传播的可能。由于在粪便、尿液中可分离到新型冠状病毒,应注意其对环境污染造成接触传播或气溶胶传播。

（3）易感人群

人群普遍易感。感染后或接种新型冠状病毒疫苗后可获得一定的免疫力，但持续时间尚不明确。

临床表现

潜伏期1~14天，多为3~7天。

以发热、干咳、乏力为主要表现。部分患者以嗅觉、味觉减退或丧失等为首发症状，少数患者伴有鼻塞、流涕、咽痛、结膜炎、肌痛和腹泻等症状。重症患者多在发病一周后出现呼吸困难和（或）低氧血症，严重者可快速进展为急性呼吸窘迫综合征、脓毒症休克、难以纠正的代谢性酸中毒和出凝血功能障碍及多器官功能衰竭等。极少数患者还可有中枢神经系统受累及肢端缺血性坏死等表现。值得注意的是重型、危重型患者病程中可为中低热，甚至无明显发热。

轻型患者可表现为低热、轻微乏力、嗅觉及味觉障碍等，无肺炎表现。少数患者在感染新型冠状病毒后可无明显临床症状。

多数患者预后良好，少数患者病情危重，多见于老年人、有慢性基础疾病者、晚期妊娠和围产期女性、肥胖人群。

儿童病例症状相对较轻，部分儿童及新生儿病例症状可不典型，表现为呕吐、腹泻等消化道症状或仅表现为反应差、呼吸急促。极少数儿童可有多系统炎症综合征（MIS—C），出现类似川崎病或不典型川崎病表现、中毒性休克综合征或巨噬细胞活化综合征等，多发生于恢复期。主要表现为发热伴皮疹、非化脓性结膜炎、黏膜炎症、低血压或休克、凝血障碍、急性消化道症状等。一旦发生，病情可在短期内急剧恶化。

文明抗疫 从我做起

（一）个人防护

1. 保持良好的呼吸道卫生习惯。咳嗽或打喷嚏时，用纸巾、毛巾等遮住口鼻，咳嗽或打喷嚏后洗手，避免用手触摸眼睛、鼻或口。

2. 增强体质和免疫力，均衡饮食、适量运动、作息规律，避免过度疲劳。

3. 尽量减少到人群密集场所活动，避免接触呼吸道感染患者。

4. 出现呼吸道感染症状如咳嗽、流涕、发热等，应居家隔离休息，持续发热不退或症状加重时及早就诊。

5. 养成勤洗手的习惯，用肥皂和清水（流水）充分洗手。

七步洗手法：

第一步：双手手心相互搓洗（双手合十搓五下）。

第二步：双手交叉搓洗手指缝（手心对手背，双手交叉相叠，左右手交换各搓洗五下）。

第三步：手心对手心搓洗手指缝（手心相对十指交错，搓洗五下）。

第四步：指尖搓洗手心，左右手相同（指尖放于手心相互搓洗五下）。

第五步：一只手握住另一只手的拇指搓洗，左右手相同搓五下。

第六步：弯曲手指使关节在另一手掌心旋转揉搓，交换进行各搓五下。

第七步：清洁手腕。

6. 正常外出时选择一次性医用口罩即可，连续佩戴4小时更换，污染或潮湿后立即更换。

正确使用医用口罩的方法：（1）口罩颜色深的是正面，正面应该朝

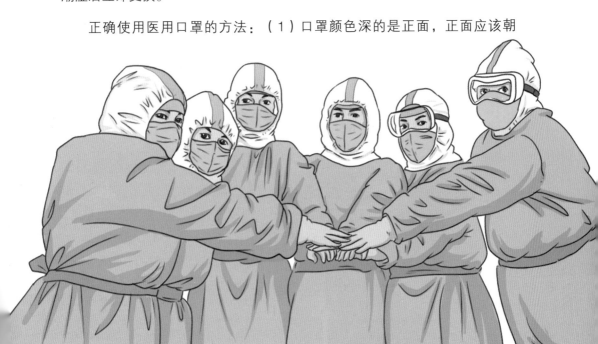

外，而且医用口罩上还有鼻夹金属条；（2）正对脸部的应该是医用口罩的反面，也就是颜色比较浅的一面，除此之外，要注意带有金属条的部分应该在口罩的上方，不要戴反了；（3）分清楚口罩的正面、反面、上端、下端后，将手洗干净，将两端的绳子挂在耳朵上；（4）最后用手压紧鼻梁两侧的金属条，使口罩上端紧贴鼻梁，然后向下拉伸口罩，使口罩不留有褶皱，覆盖住鼻子和嘴巴。

（二）家庭防护

1. 家庭日常预防

（1）避免去疾病正在流行的地区。

（2）减少到人员密集的公共场所活动，尤其是空气流动性差的地方，例如公共浴池、温泉、影院、网吧、KTV、商场、车站、机场、码头、展览馆等。

（3）不要接触、购买和食用野生动物（即野味），避免前往售卖活体动物（禽类、海产品、野生动物等）的市场，禽肉蛋要充分煮熟后食用。

（4）居室保持清洁，勤开窗，经常通风。

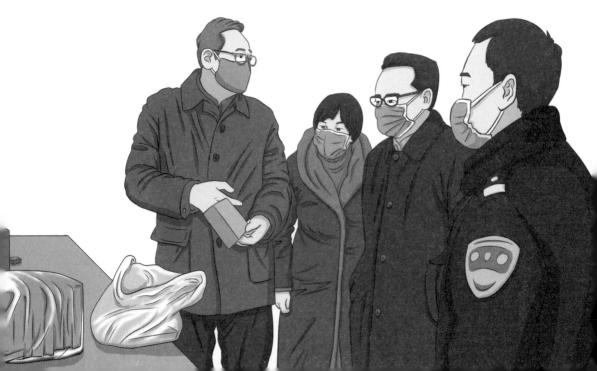

（5）随时保持手卫生。减少接触公共场所的公共物品和部位；从公共场所返回、咳嗽用手捂之后、饭前便后，用洗手液或香皂流水洗手，或者使用含酒精成分的免洗洗手液；不确定手是否清洁时，避免用手接触口鼻眼；打喷嚏或咳嗽时用手肘衣服遮住口鼻。

（6）外出佩戴口罩。外出前往公共场所、就医和乘坐公共交通工具时，应佩戴医用外科口罩或N95口罩。

（7）保持良好卫生和健康习惯。家庭成员不共用毛巾，保持家居、餐具清洁，勤晒衣被。不随地吐痰，口鼻分泌物用纸巾包好，弃置于有盖垃圾箱内。注意营养，勤运动。

（8）主动做好个人及家庭成员的健康监测。自觉发热时要主动测量体温。

（9）准备常用物资。家庭备置体温计、一次性口罩、家庭用的消毒用品等物资。

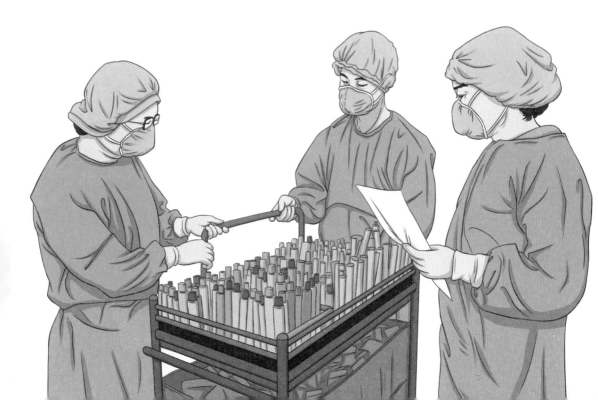

2. 家庭成员出现可疑症状时的建议

（1）若出现新型冠状病毒感染的肺炎可疑症状，应根据病情及时就医。

（2）避免乘坐地铁、公共汽车等公共交通工具，避免前往人群密集的场所。

（3）就诊时应主动告诉医生自己的相关疾病流行地区的旅行居住史，以及发病后接触过什么人，配合医生开展相关调查。

（4）患者的家庭成员应佩戴口罩，与无症状的其他家庭成员保持距离，避免近距离接触。

（5）若家庭中有人被诊断为新冠肺炎，其他家庭成员如果经判定为密切接触者，应接受医学观察。

（6）对有症状的家庭成员经常接触的地方和物品进行消毒。

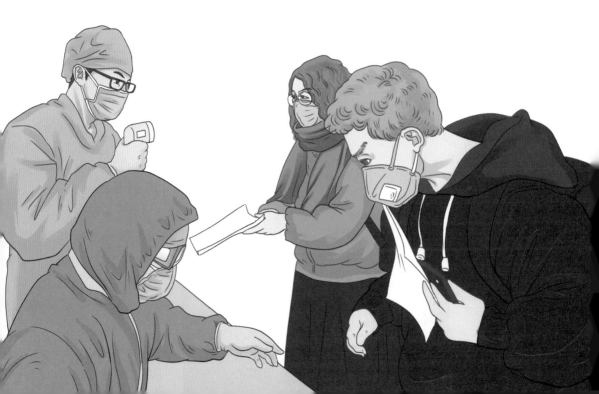

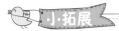 小·拓展

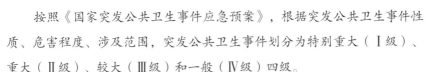

按照《国家突发公共卫生事件应急预案》，根据突发公共卫生事件性质、危害程度、涉及范围，突发公共卫生事件划分为特别重大（Ⅰ级）、重大（Ⅱ级）、较大（Ⅲ级）和一般（Ⅳ级）四级。

（三）学生返校、在校防护

上学和放学途中，学生、老师和家长应正确佩戴一次性医用口罩。口罩若有打湿、破损、污染时，一定要及时更换。建议步行、骑行或乘坐私家车上下学。如必须乘坐公共交通工具时，务必全程佩戴口罩，途中尽量避免用手触摸车上物品。进入学校前，学生和老师应自觉接受体温检测，体温正常可入学校学习和工作。入校后，摘口罩时应将口罩折叠好后放入密封袋中保存，建议随身携带含有酒精成分的消毒湿巾。师生集体用餐时，戴口罩排队，坐下吃饭的最后一刻才能取下口罩。建议采用分餐进食，避免扎堆就餐。学生放学回家或

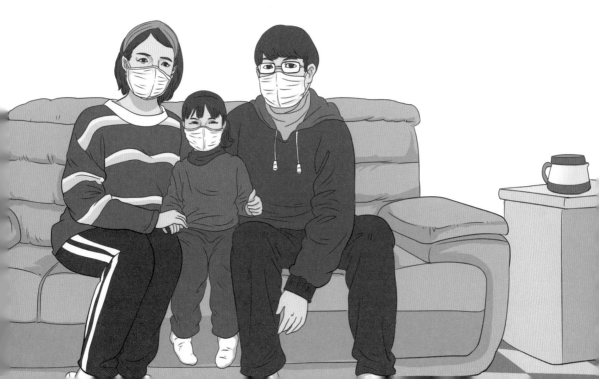

回到宿舍后，应按时休息，避免熬夜，注意防寒保暖，可以进行适当活动。注意营养均衡，多饮水。

（四）正确对待疫情，保持心理健康

首先，我们要对疫情有正确的认识。作为普通人，我们要做的就是正常生活，做好疫情防护，减少不必要的担忧和恐慌。其次，我们要抵制不良信息对我们的干扰。相信政府的权威性发布，不信谣，不传谣。可以主动去学习知识，增加对疾病的了解，提高判断真伪的能力。最后，要重视自我情绪管理，学会调节。学会识别自己生理和情绪上的不适，要学会接受接纳自己有焦虑和恐惧的情绪，这是个体面对危机的正常反应，不用去否认和排斥它。良好的心态，可以提高我们的免疫力，抵御病毒侵袭。

携手抗疫　共克时艰

面对全球性的突发公共卫生事件，没有哪个国家能够置身事外，也没有哪个国家能够独善其身，必须携起手来，团结协作。无论是自我战"疫"，还是援外抗疫，中国用实际行动践行着人类命运共同体理念。

① 致敬最美"逆行者"

突如其来的新冠肺炎疫情，有太多籍籍无名的医护工作者奉献着自己的力量，展现着最宝贵的人性光辉，他们用实际行动践行着希波克拉底誓言。

 小·拓展

《希波克拉底誓言》是2500年前希波克拉底警诚人类的古希腊职业道德的圣典，是向医学界发出的行业道德倡议书，也是从医人员入学第一课要学的重要内容。

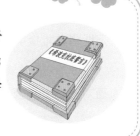

面对新冠肺炎疫情，钟南山院士义无反顾地奔向防疫最前线。

"如有需要，我自愿报名申请加入医院的各项治疗病毒性肺炎的治疗活动。不计报酬，无论生死！"这是武汉同济医院一位主任医师写给上级的申

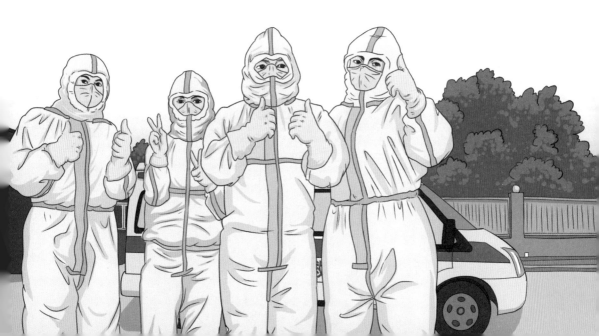

请书。

"随时听候组织召唤！愿意为人民群众健康事业奉献一切！如有需要，我自愿报名申请加入省上和医院的新型冠状病毒感染预防和控制活动中去。"这是陕西中医药大学二附院麻醉科医师写下的请战书。

南方医院的医护人员请战抗击新冠肺炎，纷纷表达了"若有战，召必回"的心声，近千名医护人员放弃休假准备随时回到工作岗位。

重庆135位医生在除夕夜奔赴武汉，没有看上一眼春晚。西南医院和958医院组成重症组，大坪医院和新桥医院组成轻症组。他们连夜奔赴武汉，抗击疫情。

河北省首批援鄂抗疫医疗队已入住武汉市第七医院，正式开展工作。

……

面对疫情义无反顾投入战斗，这就是我国医护工作者的真实写照。他们放弃休假、放弃与家人的团聚，劝别人远离疫区，自己却毅然成为"逆行者"前往救援。

同时，还有许许多多的"逆行者"与医护人员共同战斗。

陆汉华，武汉市向阳社区司机志愿者，不仅给社区孤寡老人送菜送药，

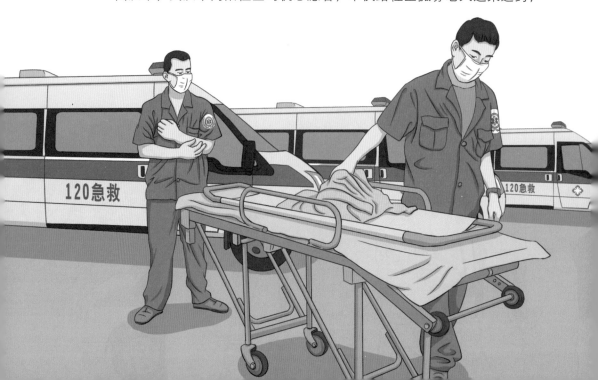

还接送重症病人到医院做透析。"其实我也犹豫过、动摇过，你说不害怕那是假的，但想到这个时候如果放弃，估计一辈子心里过不去，我生于长于武汉，就要为它战斗到底。"

"我是一名零售从业人员，从昨天开始，走进社区，看望坚守在岗位的社区保安和工作人员，为他们带去平安和祝福，去不了武汉，做不了大事，就从身边的小事做起，尽己所能，愿逆行者平安，所有人康乐，我们一起迎接春天的到来。"一名零售从业人员如是说。

武汉市两万余名警察和辅警2020年春节前全部上岗，为抗击疫情，多少民警舍小家为大家，有的顾不上吃一顿团年饭，有的来不及看望年迈的双亲，有的不得不推迟已定的婚期，义无反顾奔赴防控疫情的最前线，毫无怨言、尽职尽责。在全国，有数百万这样的人！

在武汉，2万余名社区工作者守护居民安全，1000多个社区，900余万人口，抗击肺炎疫情，他们用脚步丈量社区。近200家大型综合超市和精品超市照常营业，超过3000家便利店和小型超市，数万名超市工作者肩负武汉民生保供重任，只为让市民吃上新鲜蔬菜。

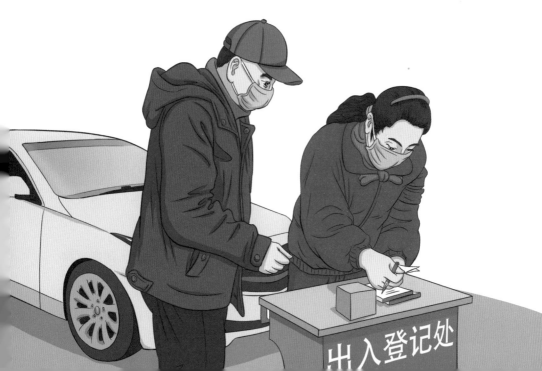

武汉全市有超过85%的药店正常营业，4084家药店全力调集货源，保障市民用药需求。

武汉雷神山医院768名各专业管理人员、5895名施工人员、1306台挖机和吊车等各类机械争分夺秒，与疫情赛跑！

超过5000名新闻工作者选择坚守在武汉，他们是百姓了解疫情的"眼睛"。在寂静长夜里敲击键盘的清脆声响，是对这冷酷疫情的最及时呈现。

春节期间超过200万件的快递收发量，快递小哥用行动定义伟大。人手短缺、道路封闭、运送方式复杂，而数以千计的快递小哥、仓储管理员、司机师傅选择留在战场！

近3000人24小时倒班制战斗，火神山医院十天正式接诊，让世界见证了"中国力量"！

……

逆向而行，他们是最可爱最可敬的人！像他们一样站在抗疫第一线的人，还有千千万！

正是有了这些不惧危险、冲锋在前，无私奉献的"逆行者"，在疫情中为我们扛起了希望、撑起了健康。

致敬这些平凡的英雄们，致敬疫情面前的"逆行者"。

❷ 携手抗疫，共克时艰

当今世界，人类越来越成为你中有我、我中有你的命运共同体。病毒没有国界，新冠肺炎疫情以一种突如其来、更为直观的方式，让人们更加真切地感受到各国命运休戚与共，紧密相连。唯有团结协作，携手应对，国际社会才能最终战胜疫情。

直面危机，中国深知战胜疫情的世界意义。2020年3月26日，国家主席习近平在北京出席二十国集团领导人应对新冠肺炎特别峰会时强调，新冠肺炎疫情正在全球蔓延，国际社会最需要的是坚定信心、齐心协力、团结应对，全面加强国际合作，凝聚起战胜疫情强大合力，携手赢得这场人类同重大传染性疾病的斗争。

中国以壮士断腕的决心和魄力，采取最全面、最严格、最彻底的防控举措，不仅对本国人民生命安全和身体健康负责，也对全球公共卫生事业尽责。面对疫情在全球多点暴发，中国及时向有困难的国家提供力所能及的帮助，向世界积极分享中国经验、贡献中国方案。"中国为各国抗疫争取了宝贵时间"成为国际共识。

经此一役，世界对中国的认知进一步丰富和深化。中国政府强大高效的组织力和动员力，中国人民万众一心抗击疫情的凝聚力和战斗力，成为国际社会解读"中国为什么能"的重要一页。

21世纪第三个十年的开端，再次唤起世人对命运与共的思考，人类命运共同体理念更加深入人心。互联互通时代，疫情防控不仅对中国是大考，也是世界面临的共同大考。唯有携手抗疫，共克时艰，才能交出一份无愧于历史的答卷。

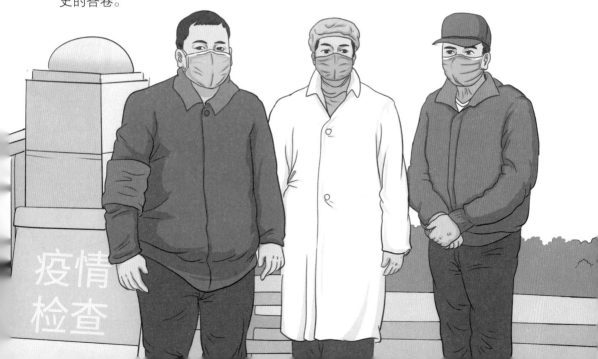

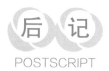

后记
POSTSCRIPT

　　人类与瘟疫抗战的历史，也是一部人类生活习惯简史。在与传染病长期的作战过程中，人们逐渐地认识到，永远不能对传染病掉以轻心——提前预防比事后反击更重要，良好的生活习惯和健康的身体才是抵抗传染病的最佳武器。

　　以下是一些预防传染病的措施：

　　1.接种疫苗。进行计划性人工自动免疫是预防各类传染病发生的主要环节，预防性疫苗是阻击传染病发生的最佳积极手段，也是投资小，收效大的预防举措。

　　2.注意个人卫生。要保持生活场所的卫生，不要堆放垃圾。饭前便

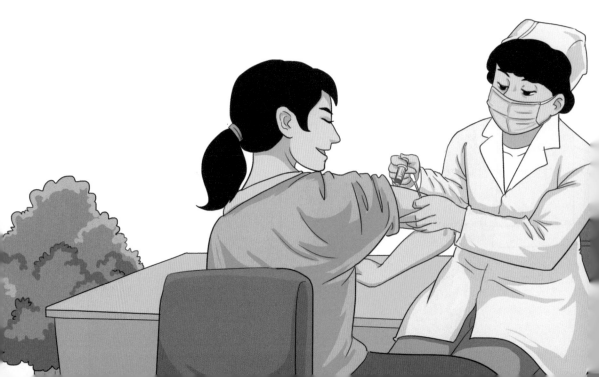

后、打喷嚏、咳嗽以及外出归来一定要按规范程序洗手，勤换、勤洗、勤晒衣服、被褥，不随地吐痰。保持室内空气流通。在呼吸道传染病流行的季节应该减少集会，尽量少去公共场所。

3.加强锻炼，增强免疫力。积极参加体育锻炼，多到户外呼吸新鲜空气，每天散步、慢跑等，增强体质。在锻炼的时候，必须注意气候变化，要避开晨雾风沙，要合理安排运动量，进行自我监护身体状况等，以免对身体造成不利影响。

4.生活有规律。要合理安排好生活作息时间，做到生活有规律，劳逸结合，保持充足的睡眠，对提高自身的抵抗力相当重要。

5.切莫讳疾忌医。在发现身体不适，或有疑似传染病症状时要尽快诊断和治疗，早发现，早治疗。

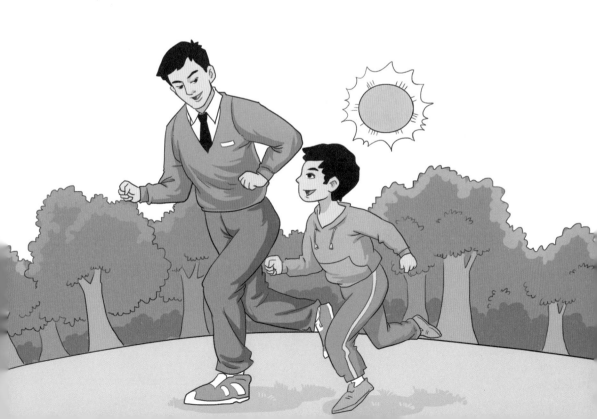

附　录

历史上发生过的重大瘟疫

一、公元前

公元前7世纪　耶路撒冷瘟疫（鼠疫），有18.5万人死亡。

公元前453年　罗马帝国瘟疫。

公元前430年　雅典瘟疫，有1／3的人口死亡。

二、公元

79年—88年　罗马帝国暴发鼠疫和饥荒，一天死了上万人。

165年　天花瘟疫流行于整个罗马帝国。全国有1／3的人口死亡，平均每天死亡2000人。

167年—169年　罗马帝国不间断地流行传染病。

189年　罗马帝国瘟疫，摧残了这个帝国整整二十年。

211年—266年　罗马帝国几乎被淋巴腺鼠疫击垮了，平均每天有5000人死亡，许多城市人烟消失。

430年　不列颠暴发鼠疫，大约有一半人丧生。

444年　淋巴腺鼠疫再度在不列颠流行。

520年—565年　罗马帝国黑死病（鼠疫）蔓延。

558年　淋巴腺鼠疫在欧、亚、非三大洲蔓延，君士坦丁堡平均每天死亡7500人。

746年—749年　瘟疫葬送了君士坦丁堡，并进一步传播到卡拉布里亚、希腊和西西里。

772年　英格兰奇切斯特暴发瘟疫。

774年　苏格兰流行瘟疫。

954年—958年　苏格兰、英格兰和威尔士发生饥荒，持续了四年时间。瘟疫使苏格兰一片荒芜。

962年　英格兰霜冻导致饥荒。瘟疫使伦敦一片荒芜。

1086年　英格兰过多的降雨带来了热病和饥荒。

1094年—1095年　伦敦瘟疫，无数人丧生。

1095年　爱尔兰瘟疫。

1097年　第一次十字军东征期间，巴勒斯坦和埃及发生了瘟疫。

11世纪—13世纪　在十字军东征期间流行天花，十字军几乎全军覆没。

1120年　耶路撒冷发生了一场伴随着饥荒的鼠疫。

1123年—1124年　法国、德国因天气恶劣引起饥荒和大范围的瘟疫。

1157年　秋季的洪水冲毁了英格兰的庄稼和水果，随后鼠疫流行。

1172年　爱尔兰瘟疫加速了亨利二世的离去。

1175年　英格兰流行鼠疫，之后是大饥荒。

1204年　爱尔兰瘟疫流行全国。

1218年　埃及达米埃塔在鼠疫过后，只剩下3000名幸存者。

1262年　爱尔兰瘟疫和饥荒造成许多人死亡。

1271年　爱尔兰鼠疫和饥荒遍布全国。

1297年　苏格兰发生了严重的鼠疫和饥荒。

1333年—1337年　仅在中国长江一带就有400万人死于饥荒和瘟疫。大饥荒可能也拉开了欧洲黑死病的序幕。

1340年　黑死病震惊了意大利全国。

1348年—1666年　一直被叫作"黑死病"的淋巴腺鼠疫使1／3的欧洲人遭受了历史上最严重的灾难，仅伦敦每天就埋掉200人，德国的死亡人数超过百万，而塞浦路斯和爱尔兰的人则几乎死光。

1361年—1362年　在巴黎和伦敦发生了瘟疫。

1367年　巴黎和伦敦再次发生可怕的瘟疫。

1369年　十年内瘟疫第三次袭击巴黎和伦敦。

1370年　瘟疫遍布爱尔兰。

1382年—1385年　爱尔兰第四次流行鼠疫。

1386年　俄罗斯的斯摩棱斯克城发生瘟疫，只有五人幸存。

1407年　伦敦鼠疫猖獗，居民甚至得不到必要的粮食。

1470年　爱尔兰的都柏林惨遭瘟疫摧残。

1471年　英格兰牛津发生鼠疫，造成的人员损失比过去15年英国的战争伤亡人数还要多。

1485年　伦敦暴发了英格兰汗症。

1499年—1500年　伦敦暴发了毁灭性的鼠疫，亨利七世和他的朝臣出逃到法国加来。

1502年　伊思帕尼特拉岛上由德拉雷斯率领的探险队有一半人死于黄热病。

1506年　伦敦的英格兰汗症使许多人在三小时内死亡。

1507年　西印度群岛随着哥伦布的到来而第一次暴发了天花，这也是西半球第一次流行天花。

1508年　伊斯帕尼奥拉岛流行黄热病，六年内人烟稀少。

1517年　疟疾夺走了伦敦1万人的生命，而牛津则几乎没有了人烟。

1520年—1618年　美洲流行天花，阿兹克特古城的人口由2000万锐减至160万。

1520年　天花被西班牙人带进墨西哥。

1528年　汗热病在英格兰流行。

1528年　7月，意大利流行斑疹伤寒。

16世纪30年代　意大利流行斑疹伤寒。

1544年　匈牙利布达佩斯流行斑疹伤寒，当时围攻这座城市的士兵有1／10死于疾病，死亡总数是3万人。

1545年　斑疹伤寒使古巴荒无人烟。

1551年　英格兰第五次流行发汗病。

1552年　德意志梅斯地区，查理皇帝统帅下的帝国军队有一半人被斑疹伤寒夺走了生命。

1560年　天花遍布巴西全国。

1563年　鼠疫和饥荒震撼了伦敦城。

1577年　牛津的审判员、陪审团成员和观众都染上了"黑死病"。

1594年—1598年　印度在饥荒之后又迎来了瘟疫，一些地方出现了人吃人的现象。

16世纪　欧洲流行梅毒。

1600年左右　意大利威尼斯暴发流感，约6万人死亡。

1603年—1604年　瘟疫使英格兰5万人丧生，仅在伦敦就有30578人死亡。

1611年　君士坦丁堡大规模流行鼠疫。

1618年　那不勒斯8000人死于白喉。

1625年　瘟疫使英国4万人死亡，而伦敦城中死了35417人。

1632年　瘟疫夺去法国8万多人的生命，其中里昂死了六万多人。

1656年　罗马在饥荒过后，从撒丁岛到那不勒斯又开始流行瘟疫达六个月之久。这次灾难是由于受病毒感染的军事运输造成的。

1664年—1666年　伦敦暴发瘟疫，每星期死亡7000人，瘟疫迫使人们点火三天来净化空气阻止病毒传染，但历史学家认为一直到1666年9月的大火，瘟疫才停止流行，共有10万人死亡。

1672年　那不勒斯城中淋巴腺鼠疫夺走了40万人的生命，同年里昂有6万人死亡。

1711年　奥地利和德国发生淋巴腺鼠疫，共有50万人死亡。

1720年　来自马赛的轮船将瘟疫传播到广大地区，共有6万人死亡。

17世纪—18世纪　欧洲暴发流感，共1.5亿人死亡。

1721年　波士顿流行天花，近1/10的居民死亡。

1740年　南非墨西拿岛上4万人死于瘟疫。

1741年　西班牙加的斯流行黄热病，有1万人死亡。

1742年—1743年　东欧流行登革热。

1750年　英国伦敦法官、司法长官、郡长和观众在接触了囚犯后死于斑疹伤寒。

1760年　叙利亚有10万人死于瘟疫。

1773年　波斯的巴斯尔城和邻近地区有8万人死于鼠疫。

1778年　英国海军中斑疹伤寒几乎蔓延到所有船只，共有4801人死亡。

1792年　埃及瘟疫导致80万人死亡。

1793年　美国费城大面积传播黄热病，数千人死亡。

1798年　英格兰天花使8万人死亡。

1799年　非洲摩洛哥共有24.1万人死于瘟疫，并使北非伊斯兰国家每天有3000人死亡。

1800年　西班牙发生黄热病，有8万人死亡。

1802年　多米尼加、圣多明各黄热病削弱了拿破仑军队的战斗力，有2.9万人病死。

1803年　海地黄热病夺去了法国讨伐军中3000人的生命，总共有2.2万人死亡。

1804年—1805年　鼠疫在直布罗陀和西班牙猖獗达两年之久，共有2.5万人丧生。

1812年　拿破仑远征军在俄罗斯维尔纽斯遭到伤寒病的打击，共有2.5万人死亡。

1816年—1819年　爱尔兰有2万人死于斑疹伤寒。

1817年　印度流行霍乱，起始于印度加尔各答，后来全世界流行。

1819年　法国图尔流行白喉，持续数月。

1826年—1837年　霍乱在欧洲大陆流行了数年，仅1831年就夺走了90万人的生命。

1830年　俄罗斯和东欧的霍乱中有1／20的人口死亡。

1831年　英国有7.8万人死于霍乱。

1842年—1862年　全世界流行霍乱，成百万人死亡。

1847年—1848年　伦敦流感猖獗，1.5万人死亡。

1851年—1855年　英格兰结核病导致25万人死亡。

1850年—1934年　斑疹伤寒在中国肆虐，共流行了15次。

1863年　英格兰饱受猩红热的折磨。

1863年—1875年　霍乱在全世界流行了12年。

1866年　霍乱夺走了30万东欧人的生命。

1870年　在普法战争的阵营中流行天花，法国士兵死亡23697人，德国士兵因为接种了疫苗，只有297人病死。

1872年　美国费城流行天花，有2858人丧生。

1878年　黄热病在美国南部流行。

1889年—1890年　全世界有近40%的人口受到流行性感冒的侵扰。

1893年—1894年　霍乱造成全世界成百万人死亡。

1894年　鼠疫在亚、欧、非、美四洲的60多个国家中残害了千万以上人的生命。

1889年—1894年　俄国流感猖獗。

1900年—1909年　俄国流行天花，有50万人死亡。

1900年—1901年　瘟疫在悉尼流行了一年。

1901年　香港暴发瘟疫，每周死亡100多人，共有1509人死亡。

1903年—1908年　瘟疫反复扫荡印度大地。1904年瘟疫期间，孟买、孟加拉、印度西北省份和旁遮普平均每星期死亡1.8万人，创纪录时一星期死亡4万人。

1910年—1911年　中国东北发生了肺炎传染病。

1910年—1913年　淋巴腺鼠疫在中、印两国流行了很长时间，成百万人死亡。

1915年—1916年　整个夏天塞尔维亚人都在斑疹伤寒的阴影下度过，共有15万人死于瘟疫。

1917年—1921年　俄罗斯流行斑疹伤寒，有3000万人染病，300万人死亡。

1917年—1919年　全世界暴发流感，起源于美国宾西法尼亚，有2500万人死亡。

1921年　印度流行霍乱，有50万人死亡。

1921年—1923年　淋巴腺鼠疫使成百万印度人魂归黄泉。

1924年　印度流行霍乱，有30万人死亡。

1926年—1930年　印度流行天花，有50万人死亡。

1929年　9月，巴拿马发生了200起以上的天花病例，进出巴拿马的轮船都用烟熏以防传染。

1930年　突尼斯流行淋巴腺鼠疫，阿拉伯人是首当其冲的受害者，共有600多人被隔离。

1930年　1月，一种神秘的疾病在德国门诺尼特难民中传播，德国本土居民中也有50人患病，40人被疾病夺去了生命。

1930年　2月，天花在墨西哥匆匆过境，两星期内共有600多人死亡。

1931年　美国流行白喉，使1.7万儿童丧生。

1933年　淋巴腺鼠疫在中国东北蔓延，肺炎也助纣为虐，共有1000多人死于瘟疫。

1935年　淋巴腺鼠疫在乌干达神秘蔓延，有2000多人死亡。

1935年—1936年　巴西圣塔伦暴发丛林热疟疾，死亡人数超过700人。

1936年　印度加尔各答流行天花，400多人被夺去了生命。

1943年　3月，意大利那不勒斯暴发斑疹伤寒。

1946年　天花光临香港，共有820人不幸感染，其中一半以上的病人命丧黄泉，死亡人数超过500人。

1947年　埃及暴发霍乱，有10276人死亡。

1954年　苏丹和越南先后暴发天花，共死亡150多人。

1956年　伊拉克在七个月内，有2500人感染了天花，所幸只有300余人丧生。

1957年　从2月到4月，印度加尔各答平均每星期出现141个天花患者，共有946人死亡。

1957年—1958年　亚洲暴发流感，共有280万人死亡。

1958年　从1月到7月，印度在天花和流感的双重夹击下，有1.6万人死亡。孟加拉和印度尼西亚也难逃瘟疫，分别有5万人和515人丧生。

1961年　从1月14日到2月4日，天花在印度尼西亚爪哇岛的中部地区流行。发病人数超过2500人，共有143人死亡。

1964年　4月，天花光顾马拉维，有103人丧生。

1965年　刚果贝尔根地区流行天花，有500人死亡。

1966年　印度尼西亚苏门答腊和巴基斯坦先后流行天花，死亡人数分别为400人和107人。

1967年　天花在南亚次大陆和印度尼西亚群岛上蔓延，在印度的15个邦中都发现了天花病例，共有4000人死亡。在孟加拉的死亡人数也达到了1500人；在爪哇岛发现了700个天花病人，有70人丧生；而在巴基斯坦城市卡拉奇，天花持续流行了四个月，无法统计确切的死亡人数。

1968年—1969年　美国暴发流感，有生命危险的病例多达103万个，其中3.4万人死亡。

1974年　印度发生了20世纪最为严重的天花瘟疫，从1月到6月至少发生了10.3万个病例，有3万人死亡。

1975年　9月，印度巴哈尔省会巴特拿发生霍乱，有50多人死亡。

1975年　10月，巴布亚新几内亚有500多人死于流感。

1976年　非洲苏丹、扎伊尔首次流行埃博拉出血热。

1981年　世界上首次发现艾滋病。

1986年　英国发现疯牛病（1995年大暴发）。

1988年　中国上海甲肝大流行，三个月内有29万人被感染。

1997年　卢旺达难民营发生霍乱，有7万人感染，1.2万人死亡。

2002年　传染性非典型肺炎，简称SARS，首发病例于11月出现在广东佛山，并迅速形成流行态势。2002年11月–2003年8月5日，29个国家报告临床诊断病例病例8422例，死亡916例。报告病例的平均死亡率为9.3%。

2009年　甲型H1N1流感在全球范围内大规模流行。截至2009年12月27日，甲型H1N1流感在全球已造成至少12220人死亡。其中美洲地区死亡人数最多。

2012年　中东呼吸综合征主要在中东地区传播，欧洲、亚洲和美洲等地的20多个国家也陆续出现过疫情。截至2017年，全球已向世界卫生组织报告

2100多例确诊病例，其中至少733人死亡。

2013年　3月底在中国上海和安徽两地发现H7N9型禽流感。截至2013年4月21日，我国共报告102例确诊病例，其中死亡20人，12人康复。

2014年　在已有野生型脊髓灰质炎疫苗的情况下，世界各国多年未发病，WHO一度将其列为计划消除的疾病。叙利亚等国出现野生型脊髓灰质炎暴发后，尽管病例数仅82例，世卫组织于5月将其认定为国际公共卫生紧急事件。

2014年　8月，西非埃博拉疫情暴发，报告1711起病例，其中932例死亡，病死率高达54.5%。

2015年　5月，巴西开始出现感染寨卡病毒导致的新生儿小头症，并在8个月内导致150万人感染及约4000例小头症。共24个国家有疫情报告。

2018年　5月，刚果（金）出现埃博拉疫情，一年内约2500人感染，其中1700余人死亡，病死率超过68%。

图书在版编目（CIP）数据

极简人类战"疫"史 / 曲杨编著. — 西安：西安
出版社, 2020.7（2021.8重印）

ISBN 978-7-5541-4761-0

Ⅰ.①极… Ⅱ.①曲… Ⅲ.①传染病防治—医学史—
世界—青少年读物 Ⅳ.①R183-091

中国版本图书馆CIP数据核字（2020）第140483号

极简人类战"疫"史

编　　著：曲　杨

出版发行：西安出版社

社　　址：西安市曲江新区雁南五路 1868 号曲江影视演艺大厦 11 层

电　　话：（029）85264440

邮政编码：710061

印　　刷：西安市建明工贸有限责任公司

开　　本：787mm×1092mm　1/16

印　　张：13

字　　数：180千

版　　次：2020年 7 月第 1 版

印　　次：2021年 8 月第 3 次印刷

书　　号：ISBN 978-7-5541-4761-0

定　　价：48.00 元
